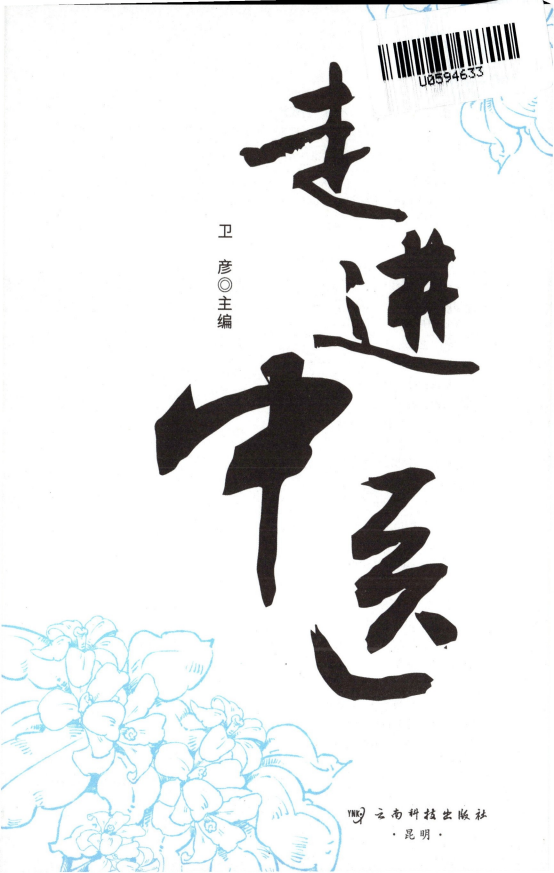

走进中医

卫　彦◎主编

YNK 云南科技出版社
·昆明·

图书在版编目（CIP）数据

走进中医 / 卫彦主编. -- 昆明：云南科技出版社，
2025. 1. -- ISBN 978-7-5587-6198-0

Ⅰ. R2

中国国家版本馆CIP数据核字第2025W4L945号

走进中医
ZOUJIN ZHONGYI

卫 彦 主编

出 版 人：温 翔
责任编辑：黄文元
特约编辑：郁海彤　王慧超
封面设计：李东杰
责任校对：孙玮贤
责任印制：蒋丽芬

书　　号：ISBN 978-7-5587-6198-0
印　　刷：三河市南阳印刷有限公司
开　　本：710mm×1000mm　1/16
印　　张：12
字　　数：130千字
版　　次：2025年1月第1版
印　　次：2025年1月第1次印刷
定　　价：59.00元

出版发行：云南科技出版社
地　　址：昆明市环城西路609号
电　　话：0871-64192481

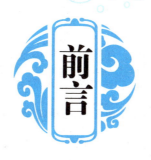

中医——从"民以食为天"说起

"民以食为天"出自《汉书·郦食其传》，意指食物是人民生存的根本。这一观念的形成，源于中国古代农业社会的背景，粮食生产的稳定性直接关系到国家的安危与民众的生死存亡。然而，其深层含义远不止于此，它还体现了古人对自然规律的敬畏、对生命本质的理解以及对和谐共生的追求。

在中医理论中，人与自然被视为一个统一的整体，即"天人合一"。食物作为自然界的一部分，不仅是人体获取能量的源泉，更是调节体内阴阳平衡、五行相生的关键。中医认为，食物具有寒、热、温、凉四性和酸、苦、甘、辛、咸五味，这些特性与人体的脏腑功能、气血运行息息相关。合理的饮食，能够滋养五脏六腑，调和气血，增强体质，预防疾病；反之，则可能损伤机体，引发疾病。

同时，人与自然环境密切相关，四季更替、气候变化都会对人体产生影响。中医根据不同的季节特点，提倡食用相应的食物，以达到预防疾病、增强体质的目的。这一理念与"民以食为天"紧密结合，具体体现在以下几个方面：

季节养生：中医认为，自然界的气候变化对人体脏腑、阴阳、气血有直接影响。因此，在不同季节，人们应根据气候特点调整饮食。例如，春季养肝，应多吃富含维生素和矿物质的食物；夏季养心，宜食清淡、易消化的食物；秋季养阴，应多吃滋润生津的食物；冬季养阳，可适量食用温补食物。

节气养生：在二十四节气中，立春、春分、立夏、夏至、立秋、秋分、立冬、冬至这八个节气至关重要，它们代表了四季中最显著的气候变化。在这些节气到来时，人们应根据气候变化调整饮食起居，以适应自然界的变化。例如，夏至时气温高，人体阳气旺盛，应适当食用清凉解暑的食物；冬至时气温低，人体阳气内敛，应多吃温补食物以增强体质。

饮食调养：中医饮食调养强调根据个体体质和病情进行辨证施膳。不同体质的人在不同季节应食用不同的食物，以达到平衡阴阳、调和气血的目的。例如，阳虚体质的人在冬季应多吃温补食物以助阳气；阴虚体质的人在秋季应多吃滋润生津的食物以养阴。

综上所述，"民以食为天"这一理论在中医层面具有深刻的内涵和广泛的实践应用。我们也能从这一理念当中深刻体会到中医是对自然规则进行深度总结后，对人们身体健康提供的一种非常必要的科学生存手段。

在本书中，我们就将通过对中医进行深度的阐述，一层层揭开其神秘面纱，为中医正名。

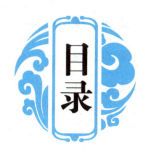

目录

第四章　疾病之源——内外因素探析

第五章　生命之基——气、血、津液、精

第六章　情志与健康——情绪的双刃剑

🌊 第七章　饮食之道——脾胃为后天之本

🌊 第八章　内生之邪——脏腑功能失调的产物

第九章　望闻问切——中医诊断四法

第十章　虚实辨证——疾病性质的把握

第十一章　温热病论治——特殊病证的探索

目
录

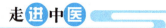

第十五章　中医养生——未病先防的智慧

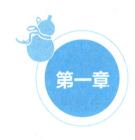

第一章 信任重建——中医的百年尴尬

中医，这一承载着千年智慧的医学体系，曾在中国乃至世界医学史上占据举足轻重的地位。然而，随着现代医学的崛起，尤其是西医的迅猛发展，中医逐渐陷入了信任危机，面临百年未有的尴尬境地。

第一节　历史迷雾中的信任裂痕

自清末民初起，中医便开始遭受来自西方的质疑和打压。随着西方医学的传入，其科学性和实证性逐渐受到推崇，而中医则因其独特的理论体系和实践方式被视为"玄学"或"落后"的代表。在这一时期，中医多次陷入岌岌可危的境地，其生存和发展空间受到严重挤压。一些学者和政要更是提出废除中医的言论，如清末学者俞樾提出"医可废，药不可尽废"的观点，余云岫则提出"废医存药"的废止中医案，并在民国第一届中央卫生委员会议上通过该案。这些举措极大削弱了中医的地位和影响力。

众所周知，中医理论根植于古代哲学思想，强调整体观念、辨证论治，以及人与自然的和谐统一。这些理念在古代社会环境下具有极高的实用性和有效性，但随着科学技术的进步，人们对医疗的期望和要求也发生了深刻变化。现代医学以实证科学为基础，追求精确的诊断和量化的治疗效果，这与中医的模糊性、经验性和主观性形成了鲜明对比。因此，在科学至上的现代社会中，中医往往被贴上"不科学""迷信"的标签，难以获得广泛的信任与认可。

一些人认为中医的理论过于抽象，难以理解，甚至将中医视为封建迷信。例如，中医的经络学说在现代科学中尚未得到完全证实，这就使得一些人对中医的科学性产生了怀疑。此外，中医的治疗方法也常常受到质疑。比如，中药的成分复杂，其作用机制不明确，一些人担心中药的安全性问题。针灸、推拿等治疗手段也被一些人认为是"伪科学"。

诚然在中医领域内，确实不乏"伪中医"现象，他们虽未深谙中医之道，却以中药为媒介，在患者眼中扮演着中医师乃至中医专家的角色。这一现象之所以盛行，很大程度上源于公众对中医认知的普遍误区：即不论所依据的理论体系如何，只要开具的是中药，便被视为中医实践；患者服用中药后，不论其是否遵循中医理论配伍，均自觉是在接受中医治疗。

对于"伪中医"而言，这种模糊的认知边界无疑为他们提供了浑水摸鱼的空间。他们或许会引用古语"医者，意也"，强调中医之精妙在于心领神会，无须过多实证，从而回避了专业性与科学性的拷问。在治疗过程中，他们也常以"中药需久服方显效"为由，延长治疗周期，将疗效归咎于患者个人体质或者中医本身，巧妙地规避责任。

更有甚者，某些江湖游医打着"祖传中医""秘方治疗"的虚假旗号，将中医之名当作自己招摇撞骗的幌子，借助媒体大肆宣传，承诺短期内治愈疑难杂症，如乙型肝炎、白癜风，乃至肿瘤等，骗取患者信任，这样的行为极大地损害了中医的声誉。

进入现代社会后，随着科技的飞速发展和医疗技术的日新月异，西医在诊断和治疗方面展现出了强大的优势。相比之下，中医的诊疗方式显得更为传统和缓慢，难以满足现代社会对医疗效率和效果的高要求。这种差异也使得中医在现代医疗体系中逐步被边缘化，进一步加剧了中医的信任危机。

🌿 第二节　现代视角下的反思与探索 🌿

回溯历史长河，我们不难发现，在西医未入华之前，正是中医以其深厚的底蕴与智慧，数千年来默默守护着华夏儿女的健康福祉，无论急症缓疾，皆有其独到之处。《黄帝内经》有云："上医治未病，中医治欲病，下医治已病。"这不仅是中医理念的精髓，也体现了中医在预防与治疗上的全面考量。

古往今来，中医在中华民族的历史长河中一直扮演着守护者的角色。在此次疫情中，许多国家和地区纷纷借鉴并采用中医治疗方案，收获了显著的疗效。《论语》有云："三人行，必有我师焉。"这些国家和地区正是看到了中医在抗疫中的卓越表现，从而积极引入中医智慧。

例如，在中国武汉疫情最为严重的艰难时期，中医医疗队恰似神兵天降，迅速进驻方舱医院和定点医院。他们秉持着中医的传统理念，为患者全心全意地提供中医诊疗服务。中医强调"辨证论治"，正如《黄帝内经》所云："善诊者，察色按脉，先别阴阳。"医疗队通过仔细辨证，为患者开具个性化的中药汤剂。同时，他们还运用针灸、推拿等传统手段综合施治。《黄帝内经·灵枢·九针十二原》中提到："欲以微针通其经脉，调其血气。"这些手段的综合运用，有效缓解了患者的症状，极大地提高了治愈率。

这一鲜活的案例，犹如一幅壮丽的画卷，不仅生动地展示了中医在应对突发公共卫生事件中的独特优势和巨大价值，更如同一座坚实的灯塔，进一步增强了人们对中医的信任和认可。正如唐代孙思邈在《大医精诚》中所言："凡大医治病，必当安神定志，无欲无求，先发大慈恻隐之心，誓愿普救含灵之苦。"中医人在疫情中的担当与奉献，让人们再次深刻感受到了中医的博大精深和仁心仁术。

另外，屠呦呦教授因发现青蒿素在疟疾治疗中的重要作用而获得2015年度诺贝尔生理学或医学奖。这一成就不仅是对屠呦呦个人科研能力的肯定，更是对中医智慧的认可。屠呦呦教授在研究过程中广泛查阅中医古籍，并从中获得了灵感和启示。她利用现代科技手段对青蒿素进行深入研究，最终成功提取出了这种具有高效抗疟作用的药物。这一案例充分证明了中医与现代科技相结合的潜力和价值，也为中医信任重建提供了有力支持。

翻阅古籍医案，我们更不难发现，中医在治疗各类急慢性疾病时，往往能展现出令人惊叹的疗效，使轻症患者迅速康复，重症患者转危为安。这种种事例都为中医重振辉煌点燃了希望。

如今，中医又逐渐走进大众视野，进入创新发展的黄金时代，作为中医的传承者与拥护者，我们也应该为中医的发扬光大恪守医道。正如清代名医叶天士所言："医之为道，必志虑渊微，操术精细。"这提醒我们，中医的疗效并非凭空而来，它依赖于医者深厚的学识、精准的判断与不懈的努力。因此，面对中医发展的机遇与挑战，我们更应积极的反思与探索。

第三节　信任重建的多元路径

中医作为我国独特的医疗资源，具有悠久的历史和深厚的底蕴。它不仅是医疗技术的集合体，更是中华文化的重要组成部分。它不仅在预防保健、慢性病治疗、康复调理等方面具有独特的优势和价值，还蕴含着丰富的哲学思想、人文精神和社会价值。然而，如果中医不能赢得民众的信任和支持，那么这些优势和价值将难以得到充分发挥。因此，中医信任重建是维护民众健康福祉的重要保障，也是保护和传承中医文化的重要途径。

当然，信任重建是一个复杂而长期的过程，需要多方面的共同努力。在"中医的百年尴尬"之后，我们应当探索出更多元的信任重建路径。

第一，加强科普宣传，通过权威渠道普及中医知识，提高公众对中医的正确认识。针对中医信任度下降的问题，必须加强宣传与普及工作。通过媒体、网络等多种渠道宣传中医的理念、方法和疗效；举办中医知识讲座、义诊活动等普及中医常识和养生保健知识；加强中医推广过程中的公众沟通和互动力度，及时解答疑问和困惑。这样不仅可以提高公众对中医的认知度和接受度，也能增强他们对中医的信任和支持。

第二，推动中医与西医的交流合作，形成优势互补、协同发展的良好局面，共同提升医疗服务水平。中西医结合是医学发展的趋势和方向。未来中医应该进一步深化与西医的结合研究，探索中西医结合的新模式和新方法。通过加强学科交叉和融合创新，推动中西医在理论、技术和临床等方面的深度融合；通过开展联合攻关和协同创新项目等方式推动中西医在重大疾病防治、健康管理等领域的合作与发展。

第三，加强中医人才培养与队伍建设。中医事业的发展离不开人才的支撑和保障。未来中医应该加强中医人才培养与队伍建设工作，建立健全中医人才培养体系和机制；加强中医高层次人才和青年骨干人才的培养和引进；加强中医基层卫生服务队伍的建设和管理；提高中医从业人员的职业素养和服务水平，为中医事业的传承与发展提供坚实的人才保障。

第四，鼓励中医创新，结合现代科技和社会需求，开发出更多安全有效的中医诊疗技术和产品。中医药产业是中医事业的重要组成部分和支撑力量，未来中医应该积极推动中医药产业的发展壮大，加强中药材种植、加工、炮制等环节的质量控制和标准化建设；推动中医药产品的创新研发和市场推广；加强中医药产业链的上下游协同和资源整合，促进中医药产业的健康可持续发展。

总而言之，信任重建是中医走出尴尬境地、实现复兴的必由之路。面对挑战与机遇并存的局面，中医界应该保持清醒的头脑和坚定的信念，以科学精神为引领，以文化传承为己任，以创新发展为目标，共同推动中医事业的繁荣发展。只有这样，中医才能在新时代焕发出更加璀璨的光芒，为人类的健康事业作出更大的贡献。

第二章　中医揭秘——从神秘到科学

中医作为一门古老的医学体系，其理论体系和实践经验历经数千年沉淀和发展。阴阳学说、五行学说、脏腑学说和经络系统是中医理论的重要组成部分，它们共同构成了中医独特的理论体系和治疗方法。

第一节　自然界的平衡法则

中医理论的核心之一在于阴阳学说，它揭示了自然界万物生长变化的根本规律。阴阳并非具体的事物，而是两种相对而又互补的力量或属性。在中医看来，人体健康状态取决于阴阳之间的动态平衡，一旦失衡就会导致疾病产生。

一、阴阳的基本概念

阴阳学说，是中国古代朴素的辩证唯物哲学思想，最早源于古人对自然界日升月落、寒来暑往等现象的观察。《黄帝内经·灵枢·阴阳系日月》有云："阴阳者，有名而无形。"阴阳的基本概念是：凡是运动着的、外向的、上升的、温热的、明亮的都属于阳；相对静止的、内守的、下降的、寒冷的、晦暗的都属于阴。在中医理论中，阴阳学说被引入医学领域，与长期积累的解剖、生理、病理知识和疾病防治经验相结合，形成了具有中医学特点的阴阳学说。

二、阴阳学说的基本内容

阴阳学说包含了对立制约、互根互用、消长平衡和相互转化四个方面。这四个方面相互关联、相互依存，共同构成了阴阳学说的完整体系。

（一）阴阳的对立制约

阴阳的对立制约，是指属性相反的阴阳双方在一个统一体中的相互斗争、相互排斥和相互制约。这种对立制约关系是推动事物运动和变化的重要动力。在自然界中，如昼夜交替、寒暑往来等现象都是阴阳对立制约的结果。在人体中，阴阳的对立制约关系则体现在脏腑功能、气血运行、精神活动等多个方面。

（二）阴阳的互根互用

阴阳的互根互用，是指阴阳双方具有相互依存、互为根本的关系。即阴和阳任何一方都不能脱离另一方而单独存在，每一方都以对立的另一方的存在作为自己存在的前提和条件。在人体中，如没有阴液的滋养就没有阳气的推动。此外，阴阳的互根互用关系还体现在脏腑功能、气血运行等多个方面。

（三）阴阳的消长平衡

阴阳的消长平衡，是指阴阳双方处于不断的消长运动之中，但保持一定的动态平衡状态。这种平衡状态是事物正常发展和变化的必要条件。在人体中，阴阳的消长平衡体现在生理功能的正常调节和病理变化的动态平衡上。

（四）阴阳的相互转化

阴阳的相互转化，是指阴阳双方在一定条件下可以各自向其相反的方面转化，即"物极必反"。这种转化是阴阳运动的另一种表现形式，也是事物发展变化的必然结果。在人体中，阴阳的相互转化体现在疾病发展过程中阳证和阴证的相互转化等方面。

三、阴阳学说在中医领域的应用

阴阳学说贯穿中医理论体系的各个方面，包括人体的生理功能、病理变化、疾病的诊断和治疗等。其内涵丰富、应用广泛，对于中医的理论构建、临床实践以及养生保健等方面均产生了深远的影响。

（一）人体组织结构中的应用

中医将人体划分为阴阳对立的两个部分，如上为阳、下为阴；外为阳、内为阴。五脏主静属阴，六腑主动属阳。通过这种划分，中医能够更好地理解人体结构和功能的阴阳平衡关系。例如，在脏腑结构中，心、肝、脾、肺、肾等五脏主静属阴，主要负责贮藏精气；而胆、小肠、胃、大肠、膀胱、三焦等六腑主动属阳，主要负责传化水谷和排泄糟粕。

（二）生理功能中的应用

中医认为人体生命活动的产生和生理功能的维持都是阴阳双方保持对立统一、协调平衡的结果。例如，在气血运行方面，气属阳、血属阴；气具有推动、温煦、防御等作用而属阳；血具有营养、滋润等作用而属阴。气血之间相互依存、相互为用，共同维持着人体的正常生理功能。

（三）病理变化中的应用

中医认为疾病是阴阳失调的结果。当人体内的阴阳双方失去相对平衡时，就会出现阴阳偏盛、偏衰或互损等病理状态，从而导致疾病

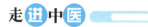

的发生和发展。例如，阳偏盛时，机体阳气病理性偏盛功能亢奋、热量过剩，表现为高热、心烦、口渴等症状；阴偏盛时，机体阴气病理性偏盛功能障碍或减退，产热不足，表现为身体畏寒、怕冷等症状。此外，阴阳互损也是常见的病理状态之一，即阴或阳任何一方的虚损都会损及相对的一方，形成阴阳两虚之病证。

（四）诊断治疗中的应用

中医在诊断过程中注重通过望、闻、问、切四诊合参来判断患者的阴阳盛衰情况，从而确定病机和治疗方案。例如，通过观察患者的面色、舌苔、脉象等，可以判断其阴阳盛衰情况；通过询问患者的症状、病史等，可以进一步了解其病情和病机；通过切诊，则可以更准确地把握患者的脉象变化，从而判断其阴阳盛衰和脏腑功能情况。

（五）养生保健中的应用

中医认为养生保健的关键在于维持阴阳平衡。通过调整生活作息、饮食、情绪等方面来适应自然界阴阳变化规律，从而保持身体健康。例如，在日常生活中，人们要注意保持作息规律，避免熬夜过度、劳累等损伤阳气的行为；在饮食方面，要注意营养均衡，避免过食辛辣、油腻等刺激性食物，以免损伤脾胃之气；在情绪方面，要保持心情舒畅，避免过度焦虑、抑郁等情绪对身体产生负面的影响。

第二节　自然界的动态模型

五行学说与阴阳学说相辅相成，共同构成了中医理论的基础框架。五行学说源于古代汉族人民对宇宙万物及自然现象变化的哲学思考，将木、火、土、金、水五种元素视为构成宇宙万物的基础，并用以阐释事物之间的相互关系及运动变化规律。它们之间存在相生相克的关系，即金生水、水生木、木生火、火生土、土生金，同时金克木、木克土、土克水、水克火、火克金。这种相生相克的关系不仅描述了自然界万物之间的相互联系和制约，也用于解释人体内部各脏腑器官之间的功能关系及病理变化。

一、五行学说的基本概念

五行学说，即木、火、土、金、水五种元素的理论体系，并非简单指五种具体物质本身，它是用来归纳和阐释事物或现象属性的抽象概念。这五种元素的功能属性被用来分析宇宙万物的运行规律，以及人体内部的生理、病理现象。五行学说认为，任何事物都不是孤立、静止的，而是在不断的相生、相克的运动中维持协调平衡。

二、五行的特性与归类

木：代表生长、升发、条达舒畅等特性。在自然界中，木的生长形态向上、向外舒展，故古人称"木曰曲直"。在中医学中，肝被归类为木，因为肝性喜条达而主疏泄，具有类似木的生长特性。

火：代表温热、升腾等特性。火在自然界中具有炎热、上升的特点，故古人称"火曰炎上"。在中医学中，心被归类为火，因为心主血脉以维持体温恒定，心主神明以为脏腑之主，具有火的温热、升腾特性。

土：代表承载、生化、受纳等特性。土在自然界中能够种植和收获农作物，故古人称"土爱稼穑"。在中医学中，脾被归类为土，因为脾主运化水谷、化生精微以营养脏腑形体，为气血生化之源，具有土的生化、承载特性。

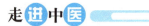

金：代表清洁、肃降、收敛等特性。金在自然界中经过变革而呈现新貌，故古人称"金曰从革"。在中医学中，肺被归类为金，因为肺主呼吸，主肃降，具有金的清洁、肃降特性。

水：代表寒凉、滋润、向下运行等特性。水在自然界中从高处向下流动，润泽万物，故古人称"水曰润下"。在中医学中，肾被归类为水，因为肾能藏精，主人体水液代谢之调节，并能使废水下行排出体外，具有水的滋润、下行特性。

三、五行学说在中医领域的应用

（一）以五行特性类比五脏的生理特点

五行学说将人体的五脏分别归属于五行，并以五行的特性来说明五脏的生理功能。如肝属木，具有生长、升发、条达的特性；心属火，具有温热、升腾的特性；脾属土，具有生化、承载的特性；肺属金，具有清洁、肃降的特性；肾属水，具有滋润、下行的特性。这种归类不仅体现了中医对人体生理功能的深刻理解，也为后续的病理分析和治疗提供了理论依据。

（二）构建天人一体的五脏系统

中医五行学说强调人与自然的统一性，认为人体的五脏系统与自然界中的五方、五季、五气等存在着密切的联系。例如，《素问·阴阳应象大论》中提到："神在天为风，在地为木，在体为筋，在脏为肝……"这种将自然界的元素与人体脏腑相联系的观点，体现了中医"天人相应"的整体观念。通过这种联系，中医能够更全面地理解人体的生理、病理变化，从而制订更为合理的治疗方案。

（三）阐释五脏之间的生理联系与病理影响

五行学说运用相生、相克和制化的理论来阐述五脏之间的生理联系和病理影响。相生关系表现为一种资生关系，如肝生心（木生火）、心生脾（火生土）等；相克关系则表现为一种制约关系，如肾制约心（水克火）、心制约肺（火克金）等。这种生克制化的关系构成了五脏之间复杂的生理联系网络，保证了人体内环境的稳定与平衡。然而在病理情况下，五行之间的生克关系也会发生异常变化，如相乘与相侮等反常现象的出现，会导致脏腑功能的失调和疾病的产生。

第三节　人体内部的"小宇宙"

中医的脏腑学说，作为中医学理论体系的重要组成部分，是通过观察人体外在现象、征象来研究人体内在脏腑的生理功能、病理变化及其相互关系的学说。这一学说不仅涵盖了构成人体的基本结构——五脏、六腑、奇恒之腑、经络等全身组织器官的生理、病理及其相互关系，还涉及了构成生命活动的物质基础——精、气、血、津液的生理、病理及其与脏腑的关系。

一、脏腑学说的基本概念

脏腑学说，又称"藏象"学说，其中"藏"通"脏"，指藏于体内的内脏；"象"则指征象或形象，即内脏的生理、病理变化会以外在征象表现出来。中医学的脏腑概念，不仅仅局限于现代医学的解剖实体，更强调其生理功能和病理变化的综合表现。

脏腑学说的形成可追溯到古代解剖学知识、生活观察，以及临床实践的综合运用中。早在秦汉时期，我国第一部医学专著《黄帝内经》就已经系统地阐述了脏腑理论。《黄帝内经》不仅记载了脏腑的形态、位置、大小及功能，还提出了脏腑与自然界、精神活动之间的密切联系。例如，《黄帝内经·灵枢·经水篇》中提到："夫八尺之士，皮肉在此，外可度量切循而得之，其死可解剖而视之。"这显示了古人对解剖学的重视和应用。

二、五脏与六腑

（一）五　脏

五脏包括心、肝、脾、肺、肾，它们的主要功能是贮藏精气，以维持人体的生命活动。

心：位于胸腔之内，隔膜之上，两肺之间，形似倒垂未开之莲蕊。心为神之舍，血之主，脉之宗，起着主宰人体生命活动的作用。心主血脉，推动血液在脉中运行，使血液周流全身。同时，心藏神，主宰人的精神、意识、思维活动。心开窍于舌，其华在面，在志为喜，在液为汗，与夏气相通应。

肝：肝与胆相为表里，开窍于目，肝主藏血，主疏泄。肝贮藏血液，调节血量，当人卧后，血就归于肝，人动后血就运行于诸经。肝主疏泄，能够调畅气机，促进脾胃的运化功能，调畅情志，使气血和调，促进生殖机能的发挥。肝为将军之官，主谋虑，与筋及爪甲关系密切，其华在爪，其充在筋。

脾：脾位于左季肋区，胃左侧与膈之间。脾主运化，运化水谷精微，输布津液，将食物的精华送到全身，并运化水湿浊气排泄于体外。脾统血，有统摄血液的功能。脾主肌肉，其荣在唇，肌肉的生长必须依靠脾的作用。脾开窍于口，外应于唇，在志为思，藏意。

肺：肺位于胸中，上通喉咙，左右各一，为五脏之华盖。肺主气，司呼吸，是体内外气体交换的场所，通过呼吸运动吸入自然界的清气，呼出体内的浊气。肺主行水，调节体内水液的输布、运行和排泄。肺朝百脉，主治节，辅助心脏治理、调节全身气、血、津液及脏腑生理功能。肺开窍于鼻，外主皮毛，在志为忧，藏魄。

肾：肾为"先天之本"，主藏精，主水，主纳气，主骨，生骨髓，通于脑，开窍于耳，司二阴。肾精是人体生命活动的基础，对生长发育、生殖机能有重要作用。肾主水，调节体内水液代谢平衡。肾主纳气，有助于协调呼吸的深沉和均匀。肾开窍于耳及二阴，其华在发，在志为恐，藏志。

（二）六　腑

六腑包括胆、胃、小肠、大肠、膀胱、三焦，它们的主要功能是受纳、消化、吸收、传导和排泄。

胆：胆居六腑之首，又隶属于奇恒之腑。胆贮藏和排泄胆汁，以助脾胃消化食物。胆与肝相表里，通过经脉相互络属，构成表里关系。

胃：胃主受纳和腐熟水谷，是饮食消化的主要场所。胃气主降，喜润恶燥，与脾相表里，共同完成食物的消化吸收和营养输布。

小肠：小肠主受盛化物，分别清浊，将食物进一步消化为水谷精微和糟粕，并将精微物质吸收，糟粕通过大肠排出体外。小肠与心相表里，通过经脉相互络属。

大肠：大肠主传化糟粕，将小肠传来的食物残渣形成粪便，排出体外。大肠与肺相表里，通过经脉相互络属。

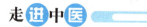

膀胱：膀胱主贮留和排泄尿液，其功能的正常发挥依赖于肾的气化作用。膀胱与肾相表里，通过经脉相互络属。

三焦：三焦是上焦、中焦、下焦的合称，是脏腑之间和脏腑内部的空隙相互连通而形成的系统。三焦有通行元气、运行水液的功能，是气机升降出入的通道。

三、脏腑之间的相互关系

（一）脏与腑的表里关系

脏与腑之间通过经脉相互络属，构成表里关系。如心与小肠、肺与大肠、脾与胃、肝与胆、肾与膀胱等，它们之间在生理上相互联系，在病理上相互影响。例如，心火亢盛，机体不但有心病，还有小肠病变，这是心移热于小肠的缘故。

（二）脏与脏、腑与腑之间的关系

脏与脏、腑与腑之间也存在着相互依存、相互制约的关系。如心与肺，心主血，肺主气，心（血）与肺（气）是相互依存的；心与肝，心主血，肝藏血，心藏神，肝主疏泄，两者在精神变化方面相互影响；脾与肺，脾主运化，肺主呼吸，两者在气机升降和水液代谢方面相互配合。

四、脏腑学说在中医临床实践中的应用

（一）阐释病理变化

在中医临床中，脏腑学说被广泛用于阐释病理变化。例如，当人体出现咳嗽、气喘等症状时，中医认为这是肺脏功能失调的表现；而

消化不良、腹胀等症状则与脾胃功能有关。通过脏腑学说，医生可以准确地判断病变的脏腑及其病理机制。

（二）指导疾病的诊断

根据脏腑学说和经络学说，中医可以通过望、闻、问、切四诊合参的方法，结合脏腑的生理功能和病理特点，对疾病进行诊断。例如，通过观察面色、舌苔、脉象等体征，结合患者的症状描述，可以推断出病变的脏腑及其性质。

（三）指导疾病的治疗

脏腑学说在中医临床治疗中发挥着重要作用。根据脏腑的病理变化及其相互关系，中医可以制定出相应的治疗方案。例如，对于脾胃虚弱的患者，可以采用健脾益胃的中药进行治疗；对于心火亢盛的患者，则可以采用清心泻火的方法进行治疗。

（四）对患者康复和疾病治疗的影响

脏腑学说强调整体观念和辨证论治，注重调节人体的内在平衡和恢复脏腑的正常功能。因此，在中医临床实践中，通过运用脏腑学说进行诊断和治疗，不仅可以有效地缓解患者的症状，还可以提高患者的整体健康状况和生活质量。

🌿 第四节　气血运行的通道（经络学说）🌿

经络是中医独有的概念，指人体内运行气血、联络脏腑肢节、形体官窍及全身各部的通道。经络系统由经脉和络脉组成，经脉是主干，络脉是分支。它们纵横交错，遍布全身，将人体的内外、上下、左右、前后各部分紧密地联系起来。通过经络的传导作用，气血得以周流全身，滋养各脏腑组织器官，维持人体的正常生理功能。

一、经络的基本概念

经络，即经脉和络脉的总称，是人体运行气血、联络脏腑肢节、沟通内外上下的特殊通路系统。经，又称经脉，有路径之意，是经络系统中的主干，纵行分布，位置较深；络，又称络脉，有网络之意，是经脉的分支，纵横交错，遍布全身。《黄帝内经·灵枢·脉度》有云："经脉为里，支而横者为络，络之别者为孙。"这一描述形象地概括了经络系统的基本构成。

二、经络的组成

经络系统主要由经脉、络脉及其连属部分（如十二经筋和十二皮部）构成。其中，经脉和络脉是经络系统的主体。

正经：正经有十二，即手三阴经、足三阴经、手三阳经、足三阳经，共四组，每组三条经脉，合称十二经脉。这十二经脉是经络系统的主干，具有明确的循行路线和脏腑归属。

十二经别：十二经别是十二经脉别出的正经，它们分别起于四肢，循行于体内，联系脏腑，上出颈项浅部。经别加强了十二经脉中相为表里的两经之间的联系，并补充了正经未循行到的器官与形体部位。

十二经筋：十二经筋是十二经脉之气"结、聚、散、络"于筋肉、关节的体系，是十二经脉的附属部分，具有联缀百骸、维络周身、主司关节运动的作用。

十二皮部：十二皮部是十二经脉在体表一定部位上的反应区，全身皮肤被分为十二个部分，分属于十二经，称为"十二皮部"。皮部是经络之气散布之所在，也是卫气循行之处。

十五别络：别络有本经别走邻经之意，共有十五支，包括十二经脉在四肢各分出的络，以及躯干部的任脉络、督脉络及脾之大络。别络加强了表里阴阳两经的联系与调节作用。

孙络与浮络：孙络是从别络分出的最细小的分支。浮络则是浮行于皮肤浅表部位的络脉，它与孙络一样，有着输布气血，濡养全身的作用。

三、经络的循行分布

经络的循行分布具有一定的规律性，这种规律性体现在头面部、躯干部和四肢的分布上。

头面部：手三阳经止于头面，足三阳经起于头面，手三阳经与足三阳经在头面部交接，故有"头为诸阳之会"之说。十二经脉在头面部的分布特点是：手足阳明经分布于面额部，手太阳经分布于面颊部，手足少阳经分布于耳颞部，足太阳经分布于头顶、枕项部。

躯干部：十二经脉在躯干部分布的一般规律是：足三阴与足阳明经分布在胸、腹部（前），手三阳与足太阳经分布在肩胛、背、腰部（后），手三阴、足少阳与足厥阴经分布在腋、胁、侧腹部（侧）。

四肢：阴经分布在四肢的内侧面，阳经分布在外侧面。在小腿下半部和足背部，肝经在前，脾经在中线；至内踝上八寸处交叉之后，脾经在前，肝经在中线。手足三阳经的排列顺序是："阳明"在前，"少阳"居中，"太阳"在后；手足三阴经的排列顺序是："太阴"在前，"厥阴"在中，"少阴"在后（内踝上八寸以下为"厥阴"在前，

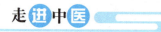

"太阴"在中，"少阴"在后)。

四、经络的生理功能

经络系统具有多种生理功能，主要包括以下几个方面：

（一）运行气血

经络是气血运行的通道，通过经络的循行，气血得以输送到全身各部位，滋养脏腑组织，维持人体正常的生理功能。

（二）联络脏腑肢节

经络将人体内外各部组织器官紧密地联结成一个有机的整体，使人体各部分的功能活动保持协调和相对平衡。

（三）沟通内外上下

经络具有沟通人体内外、上下的作用，使人体成为一个与外界环境相互联系的统一整体。

（四）调节人体功能

经络系统通过其特有的循行和联络方式，对人体的生理功能进行精细的调节，以维持人体的稳态。

五、经络的病理变化

经络的病理变化主要表现为经络的阻滞和失养。当经络受到外邪侵袭或脏腑功能失调时，经络的气血运行会受到影响，导致经络阻滞或失养。经络阻滞可引起疼痛、麻木、肿胀等症状；经络失养则可出现功能减退、肌肉萎缩等病理变化。

六、经络学说的临床应用

经络学说在临床上有广泛的应用价值,主要体现在以下几个方面:

(一)指导疾病的诊断

通过观察经络循行通路上的压痛、结节、条索等反应物,以及相应部位皮肤色泽、形态、温度等变化,可以推断疾病的病理状况。

(二)指导治疗的方案

在经络学说的指导下,针灸、推拿等疗法能够针对病变的经络进行治疗,通过刺激经络上的穴位,调节经络的气血运行,达到治疗疾病的目的。此外,中药的归经理论也是以经络学说为基础的,通过选用归经于病变经络的药物进行治疗来增强疗效。

(三)预防保健的作用

经络学说还强调"治未病"的思想,即通过调节经络的气血运行,增强人体的抵抗力,预防疾病的发生。例如,通过按摩经络上的穴位、练习气功等方法,可以疏通经络、调和气血、增强体质。

第五节　从神秘到科学的跨越

长期以来,中医的阴阳五行、脏腑经络等理论因其独特性和复杂性而被视为"神秘"的存在。

在新石器时代晚期,人们开始使用简单的医疗手段,如针刺、药物等来治疗疾病。这些手段往往与巫术、祈祷等神秘活动相结合,形成了早期的巫医体系。在这一时期,中医的许多治疗手段都带有浓厚的巫术色彩。

随着经验和治疗手段的发展，中医逐渐形成阴阳五行学说，这也是中医理论体系的基石之一，它起源于古代中国的哲学思想。阴阳学说认为宇宙万物都是由阴阳两种相反相成的力量所构成，五行学说则将宇宙万物归纳为金、木、水、火、土五种基本元素，并认为它们之间存在着相生相克的关系。这些学说在中医中被用来解释人体的生理、病理现象，但由于其抽象性和哲学性，使得中医在很长一段时间内都被视为一种神秘学说。

此外，中医的经典著作如《黄帝内经》《伤寒杂病论》等，虽然蕴含了丰富的医学知识和实践经验，但其表述方式往往采用象征、隐喻等修辞手法，使得初学者难以直接理解其内涵，这种模糊性也加深了中医的神秘色彩。

然而，随着现代科学技术的发展，中医理论逐渐得到了科学的验证和解释。例如，通过现代生物医学技术，人们可以观察到经络与神经、血管等组织结构的密切联系；通过分子生物学、基因组学等研究手段，可以深入探讨中药的药理作用机制。这些科学研究的成果不仅揭示了中医理论的现代科学内涵，也为中医的国际化发展提供了有力支持。因此，中医正逐步从"神秘"走向"科学"，成为人类健康事业中不可或缺的一部分。

第三章　健康真谛——平衡与和谐

健康，这个看似简单实则深奥的词汇，是每个人生命中不可或缺的组成部分。然而，在现代社会的快节奏和高压力下，健康往往被忽视或置于次要地位。随着科技的发展和信息的爆炸，关于健康的理念和方法琳琅满目，让人无所适从。在这样的背景下，我们更需回归健康的本质，探索其真谛——平衡与和谐。

第一节　健康之本——平衡的艺术

在中医的智慧海洋中，健康被视为一种内外和谐、阴阳平衡的状态。中医养生不仅关注身体的生理机能，更强调身心的整体调和，追求人与自然的和谐共生。这种平衡的艺术，体现在饮食、作息、运动、情绪调节以及人与自然的互动等多个方面。

一、阴阳平衡：健康之本的核心

阴阳学说是中医理论的核心之一，中医认为人体内部存在着阴阳两种对立统一的能量。阴阳平衡，是人体健康的基础；阴阳失衡，则会导致疾病。

中医饮食养生注重食物的寒热、温凉属性，以及五味（酸、苦、甘、辛、咸）的调和。寒凉食物能清热泻火，适合热性体质或夏季食用；温热食物能温阳散寒，适合寒性体质或冬季食用。五味调和，则能滋养五脏，维持身体机能的正常运转。

例如，夏季炎热，人们易出汗，体内阳气外泄，此时应适量食用西瓜、苦瓜等寒凉食物，以清热解暑，保持阴阳平衡。同时，适当食用生姜、辣椒等辛辣食物，有助于发散体内寒气，防止阴阳失衡。

作息规律、适度运动、情绪稳定等，都是维持阴阳平衡的重要方式。中医提倡早睡早起，保证充足的睡眠时间，以养阴气；适度运动，如散步、太极拳、瑜伽等，促进气血运行，增强体质，以养阳气。同时，人们应学会调节情绪，保持积极乐观的心态，避免过度思虑、愤怒、悲伤等负面情绪，以维护阴阳平衡。

二、健脾养胃：后天之本的关键

脾胃是人体消化吸收的关键器官，在中医理论中被誉为"后天之本"，负责将饮食转化为气血精微，为全身提供充足的营养和生命能量。脾胃功能的强弱，直接影响身体的健康状况。

中医强调饮食的平衡和多样性，提倡"五谷杂粮""营养均衡"的饮食方式。人们适量摄入各类食材，避免偏食、暴饮暴食，有助于维护脾胃的正常功能。同时，根据脾胃的生理特点，选择易于消化、营养丰富的食物，如山药、南瓜、小米等，以健脾养胃。

三、身心合一：整体调养的智慧

中医养生注重身心的整体调养，认为身体与心理相互影响，密不可分。因此，在养生过程中，既要关注身体的健康，也要重视心灵的修炼。

首先，适度的运动不仅能增强体质，还能促进心理健康。中医养生主张适当的锻炼，如散步、太极拳等，这些运动方式既能促进气血运行，又能帮助人们放松心情，缓解压力。

其次，中医强调情绪与身心健康密切相关。学会调节情绪，保持积极乐观的心态，对于身心平衡至关重要。我们可以通过冥想、深呼吸、艺术创作等方式来减轻压力，舒缓情绪。同时，建立良好的人际关系，与家人、朋友保持良好的沟通和互动，也有助于提升心理健康和幸福感。

四、天人合一：和谐共生的智慧

中医强调根据季节和节气的变化，适时调整生活习惯和饮食结构。春季宜养肝，可以多吃绿色蔬菜；夏季宜养心，适量食用苦味食物以清热解暑；秋季宜养肺，多吃白色食物如百合、银耳等；冬季宜养肾，宜多食用黑色食物如黑豆、黑芝麻等。同时，人们还应根据一天中的时辰变化，合理安排作息，如子时（晚上 11 点至凌晨 1 点）是胆经当令，应保证充足的睡眠，以养胆气。

另外，不同地区的气候、地理环境和饮食习惯，也对人的体质和健康有着重要影响。中医提倡根据地域特点，调整饮食结构和养生方法。例如，南方湿气重，人们常喝凉茶、煲汤以祛湿；北方气候干燥，应多吃滋润食物如梨、蜂蜜等。

例如，如果一个人从北方迁移到南方工作，由于南北气候、饮食习惯的差异，体质也会逐渐发生变化，出现湿热症状，如口苦、口臭、

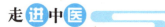

皮肤油腻等。在中医看来，是为湿热内蕴，多建议调整饮食结构，减少油腻、辛辣食物的摄入，同时增加清热利湿的食物，如绿豆、冬瓜等，经过一段时间的调理可改善症状。

🍃 第二节　身心和谐——健康的灵魂 🍃

身心和谐是健康不可或缺的灵魂。中医智慧告诉我们，身体与心灵是相互依存、相互影响的整体。身体的健康状况会直接影响心理状态，而情绪、思维等心理活动也会反过来影响身体的生理功能。

一、身心和谐的理论基础

中医理论认为，人体的健康状态是阴阳平衡、五行相生相克的结果。阴阳平衡指的是人体内部各种生理功能的协调与平衡，而五行则代表了人体各个脏腑器官之间的相生相克关系。

阴阳平衡：阴阳是中医理论中的基本概念，代表了人体内部对立统一的两个方面。阴阳平衡意味着人体内部各种生理功能的协调与平衡，如气血的调和、脏腑功能的协调等。当阴阳失衡时，人体就会出现各种疾病。

五行协调：五行学说认为，人体各个脏腑器官之间存在着相生相克的关系。这种关系在人体内部形成了一个动态的平衡系统，维持着人体的正常生理功能。当五行失调时，人体就会出现各种疾病。

二、身心和谐的重要性

身心和谐是健康的基石。当身心处于和谐状态时，人体的各个脏腑器官都能正常运作，气血畅通无阻，从而保持身体的健康。

促进身体健康：身心和谐能够保持气血的畅通和脏腑功能的协调，从而预防各种疾病的发生。当人体内部出现阴阳失衡或五行失调时，通过调整饮食、作息、运动等方式，可以恢复身心的和谐状态，达到预防疾病的目的。

提升心灵品质：身心和谐还能促进心灵的宁静与愉悦。当人体处于和谐状态时，心情会变得更加舒畅、愉快，有助于提升个人的幸福感和生活质量。同时，身心和谐还能增强人的免疫力，提高身体的抗病能力。

三、中医养生方法促进身心和谐

中医养生方法以其独特的优势和智慧，为促进身心和谐提供了有效的途径。以下是一些中医养生方法，可以帮助人们实现身心和谐。

饮食调养：中医注重饮食的平衡和多样性。通过合理搭配食物，可以滋养五脏六腑，促进气血的生成和运行。同时，还可以根据个人的体质和需求，选择适合自己的食物进行调养。

作息规律：中医强调作息规律的重要性。保持充足的睡眠时间和规律的作息习惯，有助于恢复体力、缓解疲劳、稳定情绪。同时，还可以根据季节和气候的变化，调整作息习惯以适应外界环境的变化。

运动养生：中医提倡适度的运动养生。通过选择适合自己的运动方式，如散步、慢跑、太极拳等，促进气血的畅通和脏腑功能的协调。同时，运动还可以增强人体的免疫力和抗病能力。

情绪调节：中医注重情绪与健康的密切关系。通过冥想、深呼吸、听轻音乐等方式，可以调节情绪、缓解压力、保持心灵的宁静与愉悦。

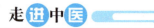

同时，还可以根据个人的需求和兴趣，选择适合自己的放松方式进行情绪调节。

按摩推拿：中医的按摩、推拿方法具有疏通经络、调和气血、缓解疲劳的作用。通过专业的按摩、推拿手法，可以促进身体的血液循环和新陈代谢，达到养生的目的。

第三节　顺应自然——健康的智慧

在中医看来，人体是自然界的一部分，其生理病理变化与自然环境的变化息息相关。因此，顺应自然，调和阴阳，平衡五行，成为中医养生的核心理念。这一智慧不仅体现在对疾病的预防与治疗上，更贯穿于日常生活的方方面面。

一、阴阳平衡与顺应自然

阴阳是中医理论中的基本概念，古人认为阴阳是构成世间万物的基本原理，健康状态是阴阳平衡的反映。阴阳不仅代表着身体各种功能的动静、冷热等属性，也与四季、日夜更替相对应。中医养生的目的就是通过饮食、生活习惯、情绪管理等方式来调节阴阳，达到身体和心理的平衡状态。

春季，阳气初生，万物复苏，人体也应顺应这一趋势，养肝为主，保持心情舒畅，多进行户外活动，如散步、踏青等，让身体充分感受大自然的活力。饮食上，可以适当多吃一些具有升发阳气作用的食物，如韭菜、豆芽等。

夏季，阳气旺盛，人体易出汗，消耗较大。此时，应养心为主，避免过度劳累，多喝水以防中暑。饮食上宜清淡，多吃一些清热解暑的食物，如西瓜、黄瓜、绿豆等。

秋季，阳气渐收，阴气渐长，人体应顺应秋收之气，养肺为主，注意防燥。适量增加营养，如多食梨、百合、银耳等滋阴润燥的食物。

冬季，阳气潜藏，阴气盛极，人体应养肾为主，早睡晚起，避免过度寒冷。饮食上可多吃一些温热性的食物，如羊肉、牛肉、核桃等，以补充身体的阳气。

二、个体差异与因人施养

中医养生还强调因人施养的原则。每个人的体质、年龄、性别、生活习惯等都有所不同，因此在养生过程中应根据个体差异进行针对性的调养。如阳虚体质的人应注重保暖、多吃温热性食物；阴虚体质的人应注重滋阴润燥、少吃辛辣刺激性食物等。这一原则体现了中医养生的个性化理念，只有根据具体情况进行综合考量和个性化的养生，才能取得良好的效果。

🌿 第四节　综合调养——健康的实践 🌿

中医作为中华民族的瑰宝，其核心理念之一是综合调养，强调从整体角度考虑人体的健康与疾病，通过调整饮食、起居、情志、运动，以及运用针灸、推拿、中药等多种手段，达到预防疾病、增强体质、促进健康的目的。

一、综合调养的理论基础

中医综合调养的理论基础主要包括阴阳平衡、五行相生相克、脏腑经络学说等。阴阳平衡是中医理论的核心，认为人体健康是阴阳相互协调、动态平衡的结果。五行学说则将自然界的五种基本物质（金、木、水、火、土）与人体脏腑、组织、器官、情绪等相对应，通过调节五行之间的相生相克关系，达到维护人体健康的目的。脏腑经络学说则详细阐述了人体内脏器官的功能及其相互关系，以及经络系统的运行规律，为中医综合调养提供了坚实的理论基础。

二、综合调养的具体实践

（一）饮食调养

饮食是中医调养身体的重要手段。中医认为，食物具有寒、热、温、凉四性和酸、苦、甘、辛、咸五味，通过合理搭配食物，可以调和阴阳、平衡五行，达到预防疾病、增强体质的目的。例如，对于阴虚火旺的人，可以多吃一些滋阴润燥的食物，如百合、银耳、梨等；对于阳虚畏寒的人，则可以多吃一些温阳散寒的食物，如羊肉、生姜、桂皮等。

（二）起居调养

良好的作息习惯是保持身体健康的重要基础。中医认为，人体的生理节律与自然界的变化密切相关，因此应顺应自然规律，调整作息习惯。例如，冬季应早睡晚起，以养阴固阳；夏季则应晚睡早起，以顺应阳气旺盛的趋势。此外，保持室内空气流通、温度适宜、湿度适中也是起居调养的重要内容。

（三）情志调养

情志因素是影响人体健康的重要因素之一。中医认为，情志不畅会导致气血运行不畅、脏腑功能失调，从而引发各种疾病。因此，保持心情舒畅、情绪稳定是中医调养身体的重要内容。

案例：张女士因工作压力大，长期感到焦虑和抑郁。中医建议她学习冥想和瑜伽，通过放松身心来缓解压力和焦虑。同时，中医还为她开了一些疏肝解郁的中药方剂。经过两个月的调养，张女士的情绪得到了显著改善，工作效率也有所提高。

（四）运动调养

适当的运动可以促进气血流通、增强体质。中医认为，运动应根据个人体质和年龄选择合适的运动方式和强度。例如，对于阳虚体质的人，可以选择一些温阳散寒的运动方式，如太极拳、八段锦等；对于阴虚体质的人，则可以选择一些滋阴润燥的运动方式，如散步、慢跑等。

（五）针灸推拿调养

针灸、推拿不仅可以治疗各种疾病，还可以用于养生保健。它通过刺激经络穴位，调整气血流通，达到健康体魄的目的。例如，定期进行推拿、按摩可以疏通经络、缓解疲劳；针灸则可以调节脏腑功能、提高免疫力。

案例：刘女士因长期劳累导致肩周炎发作，疼痛难忍。中医为她进行了针灸和推拿治疗。经过几次治疗后，刘女士的肩周炎症状得到了显著缓解，疼痛也减轻了很多。

三、综合调养的注意事项

个体化治疗：中医综合调养强调个体化治疗原则，即根据每个人的体质、年龄、性别、生活习惯等因素制定个性化的调养方案。

综合运用多种手段：中医综合调养注重综合运用饮食、起居、情志、运动，以及针灸、推拿等多种手段进行调养。这些手段相互配合、相互补充，共同作用于人体，达到预防疾病、增强体质的目的。

持之以恒：中医综合调养需要持之以恒的精神。调养身体是一个长期的过程，需要耐心和毅力。只有坚持调养，才能取得良好的效果。

🌿 第五节　预防为主——健康的远见 🌿

在现代中医"健康真谛——平衡与和谐"的视野下，预防疾病、维护健康具有深远的意义。中医强调"治未病"，即在疾病发生之前进行预防，通过调节饮食、起居、情志等方面来增强机体的抵抗力，防止疾病的发生。

中医的预防思想基于对人体内部环境的深刻认识。中医认为，人体是一个有机整体，五脏六腑、气、血、津液相互依存、相互制约，保持它们的动态平衡是预防疾病的关键。因此，中医强调调整身体的内部环境，增强自身的免疫力和抗病能力，从而达到预防疾病的目的。

中医的预防方法多种多样，但最重要的是保持良好的生活习惯。这包括保持规律的作息时间、充足的睡眠、适度的运动以及均衡的饮食。中医提倡"顺应自然"，认为人的生活习惯应顺应四季变化、昼夜更替，以维护身体的健康。

预防为主的思想不仅体现了中医的智慧，也符合现代医学的发展趋势。现今医疗模式逐步从"以治病为中心"向"以人民健康为中心"转变，预防疾病的重要性日益凸显。人们积极自觉地预防疾病，不仅可以避免身体发生不适和病变，还可以节省大量的时间和金钱。在日常生活中，我们应尽量做到定期体检，早期干预，从而实现延长寿命，提高生活质量的愿景。

除此之外，积极预防还可以减少医疗开支。如今医疗费用不断上升，但通过预防，可以节省大量的医疗费用。一次体检或健康咨询的费用远远低于长期治疗慢性疾病的费用。此外，预防还可以减少因疾病而耗费的工作时间，让人们能够更专注于事业和家庭。

第三章

健康真谛——平衡与和谐

第四章　疾病之源——内外因素探析

从古代巫医的原始治疗到现代医学的精准诊疗，人类对疾病的认识和治疗手段不断进步。然而，尽管医学科技日新月异，疾病的发生和演变依然复杂多变，其根源往往涉及多种内外因素的交织。

🍃 第一节　疾病发生的内在基础 🍃

中医作为中国古代医学的瑰宝，对疾病的发生、发展和治疗有着深刻的认识，形成了一套独特的理论体系。在中医看来，疾病的发生不仅仅是外邪侵袭的结果，更重要的是人体内部机能的失衡。

一、中医对疾病内部诱因的认识

中医理论认为，人体的健康状态是由"正气"与"邪气"相互作用的结果。正气是指人体的正常生理机能和抗病能力，包括脏腑、经络、气血等功能的正常运作。邪气则是指各种致病因素，如外感六淫（风、寒、暑、湿、燥、火）、内伤七情（喜、怒、忧、思、悲、恐、惊），以及饮食不节、劳逸失度等。

正气不足是疾病发生的内在基础。中医认为，正气旺盛时，人体能够抵御外邪的侵袭，保持健康状态。然而，当正气虚弱时，人体的抗病能力下降，外邪就容易乘虚而入，导致疾病的发生。

二、中医对疾病发生的内部诱因案例分析

案例一：痰湿体质与 2 型糖尿病

痰湿体质是中医体质学说中的一个重要类型，其特点是人体脏腑阴阳偏颇，气、血、津液运化失司，导致水液内停而痰湿凝聚。痰湿体质的人往往体态偏胖、口黏、痰多、胸闷、多汗且黏、身重不爽等。这种体质状态与多种生活习惯疾病密切相关，如 2 型糖尿病。

2 型糖尿病的发生与痰湿体质的形成有着密切的关系。中医认为，饮食不节是导致痰湿体质的重要原因之一。现代人膳食结构不合理，摄入过多的高热量、高脂肪食物，导致脾胃运化功能失常，痰湿内生。这些痰湿物质在体内堆积，不仅影响气血的正常运行，还容易阻塞经络，导致胰岛功能受损，从而引发 2 型糖尿病。

案例二：正气不足导致感冒

在中医看来，感冒是由于外感风寒、风热等邪气侵袭人体所致。然而，这些邪气之所以能够侵袭人体，往往是因为人体的正气不足，无法有效抵御外邪的入侵。换句话说，正气不足是感冒发生的内在基础。

《内经》受先秦儒家"中庸"思想的影响，认为人体亦讲求"中"与"和"，气血阴阳平衡协调就意味着健康。若气血阴阳平衡失调，人体则会由生理状态转为病理状态。正如《素问·六元正气大论》所说："太过者暴，不及者徐，暴者为病甚，徐者为病持。"这里的"不及"即指正气不足，是疾病发生的重要原因之一。

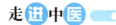

案例三：脾胃虚弱与慢性胃炎

脾胃虚弱是中医常见的一种证候，表现为食欲不振、腹胀、腹泻等症状。中医认为，脾胃虚弱是导致慢性胃炎的重要原因之一。

慢性胃炎的发生与脾胃虚弱有着密切的关系。脾胃是人体消化吸收的重要器官，脾胃虚弱时，人体的消化吸收功能下降，食物不能及时得到消化和吸收，就容易在胃内滞留，产生腐败物质，从而引发胃炎。此外，脾胃虚弱还容易导致气血生化无源，使胃黏膜得不到足够的营养和滋润，进一步加重胃炎的病情。

三、中医对疾病内部诱因的预防和应对措施

中医对疾病发生的内在基础有着深刻的认识，这为疾病的预防和治疗提供了重要的启示。

首先，中医强调"治未病"，即在疾病发生之前进行预防。通过调整饮食、调节情志、锻炼身体等方式，增强人体的正气，提高抗病能力，从而预防疾病的发生。

其次，中医注重"辨证施治"，即根据患者的具体病情和体质特点，制订个性化的治疗方案。通过调整脏腑功能、疏通经络、调和气血等方式，恢复人体的正常生理机能，从而达到治疗疾病的目的。

最后，中医还强调"三分治七分养"，即在疾病治疗过程中，除了药物治疗外，还要注重患者的调养和护理。通过合理的饮食、作息和锻炼等方式，促进患者的康复和恢复健康。

🌿 第二节　疾病发生的外部诱因 🌿

疾病的发生是一个复杂的过程，其中外部诱因在疾病的发生中扮

演着至关重要的角色。外部诱因，又称外因，是指来源于人体之外的致病因素。这些外部诱因与人体内部的正气相互作用，共同影响着疾病的发生与发展。

一、中医对疾病外部诱因的认识

中医认为，疾病发生的外部诱因主要包括外感六淫、内伤七情、饮食不节、劳逸失度等。这些外部因素通过影响人体的正气和邪气平衡，从而引发疾病。

外感六淫：风、寒、暑、湿、燥、火是中医理论中的六种外感病邪。它们通过侵袭人体的肌表或脏腑，影响气血的正常运行，导致疾病的发生。如风邪易袭阳位，常引发头痛、感冒等症状；寒邪则易伤阳气，导致畏寒、肢冷等症状。

内伤七情：情志因素也是中医理论中诱导疾病发生的重要外因。中医认为，情志的过度或持久不变会导致脏腑功能失调，气血运行不畅，从而引发疾病。如长期忧虑可损伤肺气，导致咳嗽、气喘等症状；愤怒则易伤肝，引发头痛、眩晕等症状。

饮食不节：饮食是人体获取营养和能量的重要途径，但饮食不节却会导致疾病的发生。如暴饮暴食、狼吞虎咽会使脾胃功能受损，引发消化不良、腹胀等症状；长期摄入辛辣、寒冷食物则易损伤脾胃阳气，导致胃痛、腹泻等症状。

劳逸失度：过度劳累或过度安逸也会影响人体的正气和邪气平衡，导致疾病的发生。如长期过度劳累会损伤人体的正气，使抗病能力下降，易患感冒、疲劳综合征等疾病；而过度安逸则易导致气血运行不畅，引发肥胖、高血压等疾病。

二、中医对疾病发生的外部诱因案例分析

案例一：外感风寒与感冒

感冒是一种常见的外感疾病，中医认为其发生与外感风寒病邪密切相关。如冬季气温骤降，人体未能及时适应，导致风寒病邪侵袭肌表，引发恶寒、发热、头痛、鼻塞等症状。此时，中医常采用辛温解表的方法进行治疗，如使用桂枝汤、麻黄汤等方剂，以发散风寒、解表散寒。

案例二：情志不畅与乳腺增生

乳腺增生是一种常见的乳腺疾病，中医认为其发生与情志不畅密切相关。长期的精神压力、焦虑、抑郁等负面情绪会导致肝气郁结，气血运行不畅，从而引发乳腺增生。此时，中医常采用疏肝解郁、活血化瘀的方法进行治疗，如使用逍遥散、乳癖消等方剂，以调和情志、疏通经络。

案例三：饮食不节与肥胖

肥胖是由多种因素引起的代谢性疾病，中医认为其发生与饮食不节密切相关。长期暴饮暴食、摄入高热量食物会导致脾胃功能受损，运化失常，痰湿内生。痰湿物质在体内堆积，不仅影响气血的正常运行，还容易阻塞经络，从而引起肥胖的发生。此时，中医常采用健脾化痰、利湿降脂的方法进行治疗，如使用二陈汤、泽泻汤等方剂，以调整脾胃功能、促进痰湿排出。

案例四：劳逸失度与颈椎病

颈椎病是一种常见的脊柱疾病，中医认为其发生与劳逸失度密切相关。长期伏案工作、低头玩手机等不良习惯会导致颈部肌肉劳损、气血运行不畅，从而引发颈椎病。此时，中医常采用活血化瘀、通络

止痛的方法进行治疗，如使用葛根汤、桂枝加葛根汤等方剂，以缓解颈部肌肉紧张、促进气血运行。

三、中医对疾病外部诱因的预防和应对措施

针对疾病发生的外部诱因，中医提出了相应的预防和应对措施。

增强体质：人们可通过锻炼身体、调整饮食、保持良好的作息习惯等方式，增强体质，提高抗病能力。

调节情志：人们应保持愉悦、乐观的心态，避免长期的精神压力和负面情绪对身体的损害。

合理饮食：注意饮食卫生和营养搭配，避免暴饮暴食、摄入过多高热量食物等不良饮食习惯。

劳逸结合：合理安排工作和休息时间，避免过度劳累或过度安逸对身体的影响。

综上所述，通过中医对疾病发生的内外部诱因阐释及案例分析，我们可以更加深入地理解中医对疾病的认识和预防治疗措施。

第三节　疾病发生的心理根源

中医作为一门历史悠久的医学体系，对疾病的发生机制有着独特而深刻的理解。在中医看来，疾病不仅源于物理因素，更与人的心理状态息息相关。

一、中医对心理与生理关系的理解

中医理论认为，人的身心是一体的，心理健康与生理健康相互影

响、互为因果。心理状态的波动会直接或间接地影响人体的脏腑功能、气血运行，以及经络通畅，进而引发疾病。

二、中医视角下疾病发生的心理根源

（一）情志内伤

情志内伤是中医理论中疾病发生的重要原因。情志的过度波动或长期存在，会损伤相应的脏腑，导致气血失调、经络阻滞，从而引发疾病。具体来说：

怒伤肝：长期愤怒会导致肝气郁结，进而引发头痛、胸胁胀痛、高血压等症状。

喜伤心：过度喜悦会损伤心气，导致心悸、失眠、健忘等症状。

思伤脾：过度思虑会损伤脾气，引发食欲不振、腹胀、消瘦等症状。

悲伤肺：长期悲伤会损伤肺气，导致咳嗽、气喘、胸痛等症状。

恐伤肾：过度恐惧会损伤肾气，引发腰膝酸软、尿频、遗精等症状。

（二）心理压抑与抑郁

心理压抑和抑郁是现代社会常见的心理问题，也是许多疾病的重要诱因。中医认为，长期的心理压抑会导致气血瘀滞，影响脏腑功能，进而引发各种疾病。如抑郁症患者常伴有肝郁气滞、脾虚湿困等中医证候。

（三）心理应激与紧张

心理应激和紧张也是导致疾病发生的重要因素。中医理论认为，长期的心理应激会导致气血耗散、脏腑功能失调，进而引发心悸、失眠、消化性溃疡等症状。此外，心理应激还可能引发免疫系统紊乱，增加感染性疾病的风险。

三、心理诱因的疾病案例分析

案例一：情志内伤与高血压病

患者张某，长期工作压力大，性格急躁易怒。近一年来，他经常出现头痛、头晕、心悸等症状，血压持续升高。中医诊断为肝气郁结型高血压病。通过疏肝解郁、平肝潜阳的中药治疗，以及心理疏导和放松训练，张某的血压逐渐恢复正常，头痛、头晕等症状也得到了缓解。

案例二：心理压抑与神经衰弱

以一位长期面临工作压力的职场人士为例，他可能因为工作压力过大而长期处于心理压抑状态。这种压抑状态导致他晚上难以入睡，即使入睡也容易醒来，睡眠质量大打折扣。白天，他感到精神不振，注意力不集中，记忆力下降，工作效率明显降低。长期下来，他出现了明显的神经衰弱症状，如疲劳、焦虑、抑郁等。通过心理咨询和治疗，他逐渐学会了如何释放压力、调整心态，从而缓解了神经衰弱的症状。

案例三：心理应激与消化性溃疡

患者王某，因工作原因经常需要熬夜加班，精神压力大。近一年来，他经常出现胃痛、反酸等症状，胃镜检查诊断为消化性溃疡。中医诊断为肝郁脾虚型消化性溃疡。通过疏肝健脾、和胃止痛的中药治疗，以及调整作息时间和心理放松训练，王某的消化性溃疡得到了治愈，胃痛等症状也得到了缓解。

🌾 第四节　六淫致病特点详析 🌾

在中医理论中，六淫是指风、寒、暑、湿、燥、火六种外感病邪，它们是自然界中气候变化异常时，机体不能与之相适应而引发的疾病。六淫致病具有各自独特的特点，对人体健康构成严重威胁。

一、风邪致病特点

风为阳邪，其性开泄，易袭阳位：风邪具有向上的特性，易侵袭人体的上部和阳位，如头面、肌肤等。风邪致病时，常表现为头痛、恶风、发热等症状。

风性善行数变：风邪致病具有发病急、变化快的特点，病情往往游走不定，难以捉摸。如风湿性关节炎患者，关节疼痛常呈游走性，位置不固定。

风为百病之长：风邪常与其他病邪合并侵袭人体，如风寒、风热、风湿等。风邪作为先导，能带领其他病邪深入人体，加重病情。

案例：患者王某，因夜间受风而出现头痛、发热、恶风等症状，中医诊断为外感风邪。通过服用解表散寒的中药方剂，如桂枝汤，症状得到缓解。

二、寒邪致病特点

寒为阴邪，易伤阳气：寒邪具有寒冷的特性，易损伤人体的阳气，导致畏寒、肢冷、腹痛等症状。

寒性凝滞：寒邪能使气血运行缓慢，甚至凝滞不通，从而引发疼痛、痹症等疾病。如寒痹患者，关节疼痛剧烈，遇寒加重。

寒性收引：寒邪具有收缩的特性，能使脏腑、经络收缩、挛急，导致疼痛、痉挛等症状。

案例：患者李某，因冬季受寒而出现畏寒、肢冷、腹痛等症状，中医诊断为外感寒邪。通过服用温中散寒的中药方剂，如附子理中汤，症状得到缓解。

三、暑邪致病特点

暑为阳邪，其性炎热：暑邪具有炎热的特性，易损伤人体的津液，导致口渴、汗多、烦躁等症状。

暑易耗气伤津：暑邪致病时，人体津液大量流失，气随津脱，出现气虚症状，如乏力、气短等。

暑多挟湿：夏季气温高，湿度大，暑邪常与湿邪合并侵袭人体，导致中暑、湿疹等疾病。

案例：患者张某，夏季在高温环境中工作后出现头痛、恶心、呕吐、乏力等症状，中医诊断为中暑。通过服用清热解暑的中药方剂，如六一散，症状得到缓解。

四、湿邪致病特点

湿为阴邪，易阻遏气机：湿邪具有黏滞的特性，易阻滞人体的气机，导致胸闷、腹胀等症状。

湿性重浊：湿邪致病时，常表现为肢体困重、乏力、头身沉重等症状。

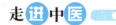

湿性趋下，易袭阴位：湿邪具有向下的特性，易侵袭人体的下部和阴位，如下肢水肿、阴部瘙痒等。

案例：患者赵某，因长期居住在潮湿环境中而出现下肢水肿、乏力、头身沉重等症状，中医诊断为外感湿邪。通过服用利湿消肿的中药方剂，如五苓散，症状得到缓解。

五、燥邪致病特点

燥性干涩，易伤津液：燥邪具有干燥的特性，易损伤人体的津液，导致口鼻咽干燥、皮肤干燥等症状。

燥易伤肺：肺为娇脏，喜润恶燥，燥邪最易损伤肺脏，导致干咳、少痰等症状。

案例：患者刘某，因秋季气候干燥而出现干咳、少痰、口鼻咽干燥等症状，中医诊断为外感燥邪。通过服用润燥养肺的中药方剂，如桑杏汤，症状得到缓解。

六、火邪致病特点

火为阳邪，其性炎上：火邪具有向上的特性，易侵袭人体的上部，如头面、咽喉等。火邪致病时，常表现为咽喉肿痛、头痛、面红等症状。

火易耗气伤津：火邪致病时，人体津液大量流失，气随津脱，出现气虚症状，如乏力、口渴等。

火易生风动血：火邪能扰动肝风，导致抽搐、惊厥等症状；同时，火邪还能迫血妄行，导致出血症状，如吐血、衄血等。

火易致肿疡：火邪致病时，常导致局部红肿热痛，甚至形成脓肿。

案例：患者陈某，因情志不畅、饮食辛辣而出现咽喉肿痛、面红、口渴等症状，中医诊断为外感火邪。通过服用清热解毒的中药方剂，如黄连解毒汤，症状得到缓解。

第四章

疾病之源——内外因素探析

第五章 生命之基——气、血、津液、精

在中医理论中，气、血、津液、精被视为人体生命活动的物质基础，它们相互依存、相互作用，共同维系着人体的正常生理功能。这些概念虽源自古代，但其内涵却与现代生物科学有着惊人的契合之处，为我们理解人体健康与疾病提供了独特的视角。

🌿 第一节　气血：生命的源泉与动力 🌿

在中医理论中，气是一种无形而运行不息的极精微物质，血是循行于脉中而富有营养的红色液态物质，它们都是构成人体和维持人体生命活动的基本物质。

一、气血的概念与生理功能

（一）气的概念与生理功能

气，在古代哲学中，被认为是构成世界的基本物质，宇宙间的一切事物都是由气的运动变化而产生的。中医学引入气的概念，认为气是构成人体的基本物质，是维持人体生命活动的最基本物质。人的生命活动，需要从"天地之气"中摄取营养成分，以养"五脏之气"，从而维持机体的正常功能。

《黄帝内经》中指出："气聚则形成，气散则形亡。"气具有推动、温煦、防御、固摄、气化等多种功能。

（二）血的概念与生理功能

血，即血液，是运行于脉中而循环流注全身的红色液体，是构成人体和维持人体生命活动的基本物质之一。血内含有丰富的营养物质，具有营养滋润作用。血布达周身，为全身各脏腑组织器官提供营养和滋润。

《黄帝内经》中记载："经脉流行不止，环周不休，记载为血之'精者为营，浊者为卫，营在脉中，卫在脉外，营周不休，五十而复大会，阴阳相贯，如环无端'。"这说明血液在经脉中不停地循环流动，为人体提供源源不断的营养和滋润。

二、气血的相互关系

在中医理论中，气血之间存在着密切的相互关系。气能生血，即气的运动变化是血液生成的动力。从脾胃运化的水谷精微所化生的营气和津液，是化生血液的主要物质。营气和津液由脾胃化生，并经过心肺的气化作用而注入脉中成为血液。因此，气的盛衰直接影响到血液的化生。

同时，气能行血，即气的推动作用能促进血液的循环。血液的运行依赖于气的推动作用。气行则血行，气滞则血瘀。因此，气的充盛和调畅是保证血液正常循行的关键因素。此外，气还能摄血，即气对血液具有统摄和控制作用，防止其无故流失。

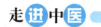

三、气血在疾病中的作用及案例分析

气血失调是导致人体疾病的重要原因之一。在中医理论中，许多疾病都可以从气血失调的角度进行解释和治疗。以下将通过实际案例加以说明。

案例一：气血亏虚导致的慢性疲劳综合征

李先生，45岁，长期工作压力大，出现头晕乏力、记忆力减退、睡眠质量差等症状。西医检查未发现明显器质性病变。中医辨证为气血亏虚、肝肾不足。采用中药汤剂（如四君子汤、六味地黄丸等）、针灸（如足三里、涌泉穴等）及食疗（如黑芝麻、核桃、枸杞等）综合调理。经过三个月治疗，症状明显改善，精力变得充沛，生活质量显著提升。

《本草纲目》中记载："人参，大补元气。"人参是补气药中的佼佼者，对于气虚乏力等症状有显著疗效。四君子汤中的人参、白术、茯苓、甘草等药材，具有益气健脾的功效，能够改善气血亏虚导致的慢性疲劳综合征。

案例二：气血瘀滞导致的乳腺增生

张女士，30岁，乳房胀痛，经前加重，伴有情绪波动、失眠多梦等症状。中医辨证为气血瘀滞、肝气郁结。采用中药方剂（如逍遥散加减）、针灸（如乳根、膻中等穴位）及心理疏导等综合治疗。经过一个疗程的治疗，乳房胀痛明显减轻，睡眠质量改善，情绪稳定。

《黄帝内经》中指出："乳络以通为用。"乳腺增生的发生与气血瘀滞、肝气郁结密切相关。逍遥散中的柴胡、当归、白芍等药材，具有疏肝解郁、活血化瘀的功效，能够改善气血瘀滞导致的乳腺增生。

🍃 第二节　气的功能多样性 🍃

在中医理论中，气被视为构成人体和维持生命活动的最基本物质，它无处不在，无时不有，贯穿于人体的各个角落。气的功能多样性体现在其推动、温煦、防御、固摄、气化等多个方面，这些功能共同维系着人体的正常生理功能。

一、气的推动作用

气是活力很强的精微物质，具有推动和激发人体生长发育，维护各脏腑、经络生理功能，促进血液的生成和运行等作用。

案例：气虚导致的生长发育迟缓

小明，男，10岁，身高明显低于同龄儿童，面色苍白，食欲不振，容易疲劳。中医辨证为气虚证。采用中药汤剂（如四君子汤）和针灸（如足三里、气海等穴位）治疗，同时配合食疗（如山药、红枣、黄芪等）。经过三个月的治疗，小明的身高有了明显的增长，面色红润，食欲增强，精神状态良好。

《黄帝内经·素问·六节藏象论》中提到："天食人以五气，地食人以五味……五味入口，藏于胃，以养五气。"说明气是人体生长发育的重要物质基础，气虚则生长发育迟缓。

二、气的温煦作用

气具有产生热量、温暖人体的作用。人体各脏腑、经络的生理活动需要气的温煦作用来维持。阳气愈多，产热愈多，故有"气有余便是火，气不足便是寒"的说法。

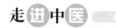

案例：阳气不足导致的畏寒怕冷

王女士，45岁，畏寒怕冷，四肢不温，面色苍白，腰膝酸软。中医辨证为阳气不足证。采用中药汤剂（如金匮肾气丸）和艾灸（如肾俞、命门等穴位）治疗，同时配合食疗（如羊肉、生姜、桂圆等）。经过一个月的治疗，王女士的畏寒怕冷症状明显减轻，四肢温暖，面色红润。

《黄帝内经·灵枢·经脉》中提到："阳气者，精则养神，柔则养筋。"说明阳气对于维持人体的正常生理功能具有重要作用，阳气不足则畏寒怕冷。

三、气的防御作用

气具有维护肌肤、防御外邪的作用。气的防御功能强，人体则不易发病。当人体受到外邪侵袭时，气能够迅速作出反应，驱邪外出，保护人体免受伤害。

案例：气虚导致的反复感冒

李先生，30岁，经常感冒，每次感冒都需要很长时间才能恢复。中医辨证为气虚证。采用中药汤剂（如玉屏风散）和针灸（如风池、合谷等穴位）治疗，同时加强锻炼和营养摄入。经过三个月的治疗，李先生的感冒次数明显减少，身体抵抗力增强。

《黄帝内经·素问·刺法论》中提到："正气存内，邪不可干。"说明气的防御作用能够保护人体免受外邪侵袭。

四、气的固摄作用

气具有统摄和控制体内液体，不使其无故流失的作用。其中对血液则是防止血液溢出脉外，保证血液在脉中正常运行。

案例：气虚导致的崩漏

赵女士，40 岁，出现崩漏症状，经血量多，色淡质稀，面色苍白，神疲乏力。中医辨证为气虚不摄证。采用中药汤剂（如归脾汤）和针灸（如隐白、三阴交等穴位）治疗，同时加强休息和营养摄入。经过一个月的治疗，赵女士的崩漏症状得到控制，经血量恢复正常。

《黄帝内经·灵枢·营卫生会》中提到："血之与气，异名同类。"说明气和血在生理上密切相关，气虚则不能统摄血液。

五、气的气化作用

气化是指通过气的运动而产生的各种变化。气化作用体现在将饮食物转化为水谷精微和糟粕，将精微物质转化为脏腑之精、气、血、津液等生命物质，以及精、气、血、津液之间的相互转化等方面。

案例：脾胃气虚导致的消化不良

刘先生，35 岁，出现消化不良症状，食欲不振，腹胀腹泻，面色萎黄。中医辨证为脾胃气虚证。采用中药汤剂（如香砂六君子汤）和针灸（如中脘、足三里等穴位）治疗，同时加强饮食调理。经过一个月的治疗，刘先生的消化不良症状得到明显改善，食欲增强，面色红润。

《黄帝内经·素问·灵兰秘典论》中提到："脾胃者，仓廪之官，五味出焉。"说明脾胃是气化作用的重要场所，脾胃气虚则会导致消化不良等症状。

🌿 第三节　血的滋养与润泽 🌿

在中医理论中，血不仅是营养和滋润全身各组织器官的重要源泉，

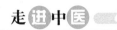

还是神志活动的物质基础。血的滋养与润泽功能体现在其能够滋养全身脏腑、筋骨、皮肤等组织，以及维持神志活动的正常进行。

一、血的滋养功能

血的滋养功能是指血通过气的推动，沿着十二经脉循环运行，将营养物质输送到全身各个组织器官，以维持其正常的生理功能。在中医理论中，血被视为人体的"营养库"，它含有丰富的氧气、蛋白质、糖类、脂质、激素、生长因子，以及多种维生素和矿物质等营养成分，这些物质对于维持人体的正常生理功能至关重要。

《难经·二十二难》中提到："血主濡之。"这句话概括了血的主要功能，即滋养和濡润全身组织。如《黄帝内经·素问·五脏生成》所述："肝受血而能视，足受血而能步，掌受血而能握，指受血而能摄。"这进一步说明了血液对于眼睛的视力、四肢关节的运动、手掌和指头的功能等至关重要。当血液充足且运行正常时，这些组织器官才能得到充分的滋养，从而保持正常的生理功能。

二、血的润泽功能

血的润泽功能是指血在滋养全身组织的同时，还能够润泽皮肤、毛发等组织，使其保持柔润光滑。血的润泽作用与津液的生成和输布密切相关，因为津液和血都是水谷精微所化，二者在生理上可以互相转化。

《黄帝内经·灵枢·邪客》有云："营气者，泌其津液，注之于脉，化以为血。"在中医理论中，津液是血液的重要组成部分，它来源于水谷精微，经过脾的运化、肺的宣发肃降和肾的蒸腾气化等生理过程，最终化为汗液、尿液等排出体外，同时能够润泽全身组织。而血是由营气和津液所组成，因此血也具有润泽功能。

三、血与神志活动的关系

血不仅是人体营养和滋润的主要来源，还是神志活动的物质基础。在中医理论中，神志活动是指人的思维、情感、意识等精神活动，它们与心、肝等脏器的功能密切相关。当血对心、肝等脏器的濡养作用正常时，人体才能产生正常的神志活动。

《黄帝内经·素问·八正神明论》中提到："血气者，人之神。"这句话强调了血和气在神志活动中的重要性。当血液充足且运行正常时，神志活动才能保持清晰、敏捷；当血虚或血瘀时，神志活动会出现异常，如眩晕、健忘、失眠、多梦等症状。

四、血的滋养与润泽功能的临床应用

在中医临床实践中，血的滋养与润泽功能被广泛应用于治疗各种疾病。如对于血虚引起的头晕乏力、面色苍白、心悸失眠等症状，可以采用补血养血的方法进行治疗；对于血瘀引起的疼痛、肿胀等症状，可以采用活血化瘀的方法进行治疗；对于血热引起的出血、发热等症状，可以采用清热凉血的方法进行治疗。

在治疗过程中，中医医生会根据患者的具体病情和体质情况，采用中药汤剂、针灸、推拿等多种治疗方法进行综合调理。如对于血虚证患者，可以采用四物汤、当归补血汤等中药汤剂进行治疗；对于血瘀证患者，可以采用桃仁承气汤、血府逐瘀汤等中药汤剂进行治疗；对于血热证患者，可以采用犀角地黄汤、清营汤等中药汤剂进行治疗。

🌸 第四节　津液的代谢与平衡 🌸

津液，作为机体一切正常水液的总称，是构成人体和维持人体生命活动的基本物质。在中医理论中，津液与气相对而言，性质属阴，故又有"阴津""阴液"之称。它涵盖范围广泛，主要是指脏腑组织内的液体及其代谢物，包括涕、泪、唾等分泌物以及汗、尿等排泄物。津液遍布周身，在脉内可成为血液的组成部分，在脉外则灌渗于脏腑器官以及组织间隙之中。

一、津液的生成

津液源于五谷，五谷入胃后经过消化，主要分为三部分：糟粕、津液和宗气。这一过程在《黄帝内经》的《灵枢·邪客第七十一》中有明确记载："五谷入于胃也，糟粕、津液、宗气，分为三隧。"五谷经过胃的腐熟消化，输送于脾，再通过脾主运化及小肠受盛化物、泌别清浊的功能，吸收其中的液态物质而生产津液。大肠主津，在传化糟粕的过程中，也能吸收其中的部分水分，使粪便成形。

具体来说，津液的生成取决于两方面因素：一是有充足的水饮类食物摄入；二是在脾的主导作用下，经胃、小肠、大肠参与而共同完成。如《黄帝内经·素问·经脉别论》所述："饮入于胃，游溢精气，上输于脾，脾气散精，上归于肺，通调水道，下输膀胱。水精四布，五经并行。"若脾气的运化及胃肠的吸收功能虚亏或失调，都会影响津液的生成，导致津液不足的病变。

二、津液的输布

津液生成之后，在脾、肺、肾、肝和三焦等脏腑的协调配合下，完成津液在体内的输布。脾主运化水液，一方面将胃、小肠、大肠吸收的津液凭借其升清之力而上输于肺，再通过肺的宣发肃降而布散全身；另一方面，脾也可以直接将津液向四周布散至全身，如《黄帝内经·素问·玉机真脏论》称脾有"以灌四傍"的生理功能。

肺主宣发肃降，通调水道，为水之上源。若肺气宣发肃降失常，通调水道失职，津液运行障碍，则水停气道而发为痰饮，或水泛肌肤为水肿。肾者水脏，主津液，其对津液的输布有着主宰作用。一方面肾中精气对人体整个水液输布代谢具有推动和调控作用；另一方面，肾本身也是参与津液输布的重要环节。肝主疏泄，调畅气机，而津液的输布有赖于气的升降出入运动的推动。三焦是津液在体内输布运行的通道，具有运行津液的功能。

三、津液的排泄

津液输布于周身，被机体利用后，其剩余的水分和代谢废物的排泄，主要是肺、肾、大肠和膀胱等诸脏腑功能协作的结果。尿液是津液排泄的主要途径，是津液代谢的最终产物，其中含有机体代谢所产生的废弃物质。尿液的生产和排泄都依赖于肾，一方面通过肾阳的蒸化，将脏腑代谢后的津液下输到肾或膀胱，分为清、浊两部分，清者被人体重新吸收利用，浊者成为尿液下注于膀胱；另一方面，肾阳的气化和肾气的固摄作用又控制着膀胱的开合，调节着尿液的排泄。

此外，肺通过宣发作用将津液输布于体表皮毛，经过代谢后的津

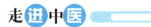

液，在气的蒸化作用下，形成汗液排出体外。肺在呼气时也会从呼吸道以水气形式带走一些水液。因此，汗液的排泄和呼吸道水气也是津液排泄的途径之一。大肠接受来自小肠的食物残渣，吸收其中剩余的水液，燥化糟粕，形成粪便排出体外。

四、津液的平衡与失调

津液的正常代谢，是维持体内津液的正常生成、输布和排泄之间相对衡定的基本条件。津液代谢失常，是津液的输布失常、津液的生成和排泄之间失去平衡，从而出现津液的生成不足，或是输布失常、排泄障碍，以致津液在体内的环流缓慢，形成水液潴留、停阻、泛滥等病理变化。

人体内津液的代谢，是一个复杂的生理过程，多个脏腑的多种生理功能相互协调，才能维持正常的代谢平衡。从五脏来讲，津液代谢与肺、脾、肾的关系更为密切。所以，肺、脾、肾等脏腑中，任何一脏或任何一种生理功能的异常，都会导致津液的代谢失常，形成体内津液不足，或是津液在体内潴留，从而内生水湿或痰饮。

津液不足，是指津液在数量上的亏少，进而导致内则脏腑，外而孔窍、皮毛，失其濡润滋养作用，因之产生一系列干燥失润的病理变化。如外感燥热之邪或五志之火，高热、多汗、吐泻、多尿、失血，或过多地服用辛燥之剂等都会引起津液耗伤。

水湿停聚是津液的输布和排泄功能出现了问题，结果导致津液在体内不正常的停滞，成为内生水湿、痰饮等病理产物。如湿浊困阻，以脾不运湿为主要原因，湿浊困阻后会出现头目眩晕、鼻塞、打不起精神、呵欠连连等表现。痰饮凝聚，则是脏腑功能失调，津液代谢障碍，以致水湿停聚而形成的病理产物，也是多种疾患的致病因素，导致复杂的病理变化。

🍃 第五节　精的藏蓄与化生 🍃

在中医理论中，精是构成人体和维持生命活动的基本物质之一，其藏蓄与化生过程对于人体的生长发育、生殖繁衍，以及脏腑功能的维持具有重要意义。

一、精的定义与分类

中医认为，精有广义和狭义之分。广义的精泛指构成人体和维持生命活动的最基本物质，与广义的气概念相近。而狭义的精则专指藏于肾的肾精，用于人体生长发育和生殖功能。肾精主要由禀受于父母的先天之精和饮食生化出的后天之精构成，包括了生殖之精、水谷之精和脏腑之精。

二、精的藏蓄

精的藏蓄是指精在人体内的储存和分布。根据中医理论，人体之精分藏于各脏腑组织之中，但主要藏于肾。肾为先天之本，主藏精，是人体生长发育和生殖繁衍的物质基础。

先天之精是构成人体生命的原始物质，由父母生殖之精结合形成胚胎时即已存在。它主要秘藏于肾，是繁衍后代、维持生命活动的根本。如《黄帝内经·素问·六节藏象论》所言："肾者，主蛰，封藏之本，精之处也。"

后天之精主要来源于饮食，由脾胃化生水谷之精，输送到各个脏腑化为脏腑之精，化生气、血、津液以濡养脏腑，维持人体生命活动。剩余部分则储藏于肾中，与先天之精相互资生，共同维持人体的生长发育和生殖功能。

三、精的化生

精的化生是指精在人体内的生成、转化和发挥作用的过程。精的化生过程涉及多个脏腑的协同作用，主要包括生殖之精的化生、水谷之精的化生，以及脏腑之精的化生。

生殖之精是繁衍后代的物质基础，主要由肾中先天之精和后天之精共同化生而成。如《黄帝内经·素问·上古天真论》所言："丈夫八岁，肾气实，发长齿更；二八，肾气盛，天癸至，精气溢泻，阴阳和，故能有子……七八，肝气衰，筋不能动，天癸竭，精少，肾脏衰，形体皆极。"这说明肾中精气的盛衰直接关系到人体的生殖能力。

水谷之精是指食物经脾胃运化后化生的精微物质。脾胃为后天之本，气血生化之源。食物进入胃后，经过脾胃的运化作用，化生为水谷之精，再经脾的转输作用输布到全身各脏腑组织，以维持人体的正常生理活动。如《黄帝内经·素问·经脉别论》所述："食气入胃，散精于肝，淫气于筋。食气入胃，浊气归心，淫精于脉。"

脏腑之精是指各脏腑所藏的能够维持其生理功能的精微物质。这些精微物质主要来源于脾胃运化的水谷之精和肾中先天之精的充养。脏腑之精在脏腑功能的发挥中起着重要作用，是脏腑功能活动的物质基础。如《黄帝内经·灵枢·本神》所言："五脏藏精而不泻也，故满而不能实。"

四、精的化生与作用

精的化生过程不仅涉及多个脏腑的协同作用，还与人体的生长发育、生殖繁衍、脏腑功能的维持，以及气、血、津液的化生密切相关。

精是人体生长发育的物质基础。先天之精的充足与否直接关系到人体的生长发育速度和质量。正如《黄帝内经·素问·上古天真论》所述："肾者主水，受五脏六腑之精而藏之，故五脏盛，乃能泻。"

生殖之精是繁衍后代的物质基础。肾中精气的充足与否直接关系到人体的生殖能力。正如《黄帝内经·素问·六节藏象论》所言："肾者主蛰，封藏之本，精之处也……生之来，谓之精；两精相搏谓之神。"

水谷之精是生理活动的基础。其在脾的转输作用下，不断输布到五脏六腑等全身的组织器官，发挥濡养作用，以维持人体的正常生理活动。正如《黄帝内经·素问·五脏别论》所述："五味入口，藏于胃，以养五脏气。"

精能化生气、血、津液等精微物质。肾藏精，精生髓，髓化血。正如《张氏医通》所述："气不耗，归精于肾而为精；精不泄，归精于肝而化清血。"

第六章

情志与健康——情绪的双刃剑

　　情绪，这一人类精神世界的重要组成部分，如同双刃剑一般，既是我们应对外界刺激的宝贵工具，又可能成为影响身心健康的潜在威胁。在中医理论中，情志（情绪）与五脏六腑、气、血、津液等生理机能紧密相连，构成了一个复杂而微妙的系统。

🌿 第一节　情志：心灵的晴雨表 🌿

　　中医认为，情志（情绪）被视为人体内在心理活动的外在表现，与五脏六腑、气、血、津液等生理机能紧密相连，共同构成了一个复杂而微妙的生命系统。

一、情志作为心灵晴雨表的内在逻辑

　　情志作为心灵的晴雨表，其内在逻辑在于情志与五脏六腑之间的相互作用与影响。中医认为，情志是脏腑功能活动的产物，同时情志的异常反应也会反过来影响脏腑的功能，形成恶性循环，成为损害人体健康的重要原因。

　　情志影响脏腑功能：情志的异常反应会直接影响脏腑的功能。例

如，过度的愤怒可能导致肝气郁结，进而影响肝脏的疏泄功能；过度的悲伤则可能伤及肺气，导致呼吸不畅、情绪低落等症状。

脏腑功能异常导致情志变化：反过来，脏腑功能的异常也会导致情志的变化。例如，脾胃虚弱可能导致食欲不振、消化不良等问题，进而引发焦虑、抑郁等情绪问题；肾气不足则可能导致腰膝酸软、尿频、尿急等症状，进而引发恐惧、不安等情绪反应。这种脏腑功能与情志之间的相互作用与影响，构成了情志作为心灵晴雨表的内在逻辑。

二、中医典籍中的情志调节方法

针对情志的异常反应，中医典籍中提出了多种调节方法，旨在通过调和情志、平衡阴阳、调和气血等方式来维护身心健康。

调和情志：中医认为，调和情志是保持身心健康的重要方法。通过调整情绪、保持平和的心态，有助于缓解压力、提高生活质量。《黄帝内经·素问·上古天真论》中提到："恬淡虚无，真气从之。"即强调保持内心的平静与淡泊，有助于调和情志、预防疾病。

疏肝解郁：对于肝气郁结导致的情绪问题，中医采用疏肝解郁的方法进行治疗。例如，使用柴胡疏肝散等方剂疏肝解郁、调和气血。《黄帝内经·素问·六元正纪大论》中提到："木郁达之。"即通过疏肝解郁的方法来治疗肝气郁结导致的情绪问题。

健脾和胃：对于脾胃功能失调导致的情绪问题，中医采用健脾和胃的方法进行治疗。例如，使用香砂六君子汤等方剂健脾和胃、调和气血。《黄帝内经·素问·藏气法时论》中提到："脾病者，宜食粳米饭、牛肉、枣、葵……禁酸。"即通过调整饮食来健脾和胃、调和

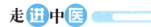

情志。

养心安神：对于心神不宁导致的情绪问题，中医采用养心安神的方法进行治疗。例如，使用天王补心丹等方剂养心安神、调和气血。《黄帝内经·灵枢·邪客》中提到："心者，五脏六腑之大主也，精神之所舍也……故悲哀愁忧则心动，心动则五脏六腑皆摇。"即强调养心安神对于调和情志的重要性。

补肾固精：对于肾气失固导致的情绪问题，中医采用补肾固精的方法进行治疗。例如，使用六味地黄丸等方剂补肾固精、调和气血。《黄帝内经·素问·六节藏象论》中提到："肾者，主蛰，封藏之本，精之处也……故藏而不泻，名曰封藏。"即强调补肾固精对于调和情志、维护身心健康的重要性。

🌿 第二节　正面情绪的力量 🌿

正面情绪，如快乐、满足、平静等，不仅有助于提升个体的生活质量，更能促进气血流通、增强体质，从而达到预防疾病、延年益寿的目的。在日常生活中，我们应该注重培养正面情绪，通过调整呼吸、适量运动、调整饮食、调整作息，以及培养兴趣爱好等方式来调和情志、维护身心健康。

一、正面情绪对气血流通的促进作用

中医认为，气血是人体生命活动的基本物质，其运行状况直接影响人体的健康。《黄帝内经》作为中医理论的经典之作，对正面情绪促进气血流通的作用进行了详尽的阐述。

快乐促进气血调和：快乐是一种积极的情绪状态，能够调和气血，使人体处于和谐的状态。《黄帝内经·素问·阴阳应象大论》中提到："喜则气和志达，营卫通利。"即喜悦的情绪能够使气血调和、营卫（即气血在经脉中的运行）通利，从而促进身心健康。

满足增强气血运行：满足是一种内心的充实感，能够激发人体的正气，增强气血的运行。《黄帝内经·灵枢·本神》中指出："志意和则精神专直，魂魄不散，悔怒不起，五脏不受邪矣。"即内心的满足能够使精神集中、魂魄安定，从而增强气血的运行，防止疾病的发生。

平静促进气血平衡：平静是一种内心的宁静状态，有助于调和气血，保持身体的平衡。《黄帝内经·素问·上古天真论》中提到："恬淡虚无，真气从之，精神内守，病安从来？"即保持平和与淡泊的心志，有助于调和气血、保持康健。

二、正面情绪对脏腑功能的积极影响

正面情绪不仅能够促进气血流通，还能对脏腑功能产生积极影响，从而维护人体的健康。

快乐增强心功能：中医认为，心为五脏六腑之主，主宰人的精神活动。《黄帝内经·素问·灵兰秘典论》中提到："心者，君主之官也，神明出焉。"快乐能够增强心功能，使心神安定、气血调和，从而预防心血管疾病的发生。

满足调和脾胃功能：脾胃为后天之本，气血生化之源。满足能够调和脾胃功能，促进食物的消化吸收和气血的生成。《黄帝内经·素问·平人气象论》中提到："人以水谷为本，故人绝水谷则死。"满足

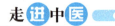

能够激发脾胃的运化功能，使人体获得充足的营养和能量。

平静舒缓肝功能：肝主疏泄，调畅气机。平静能够舒缓肝功能，防止肝气郁结、气血瘀滞。《黄帝内经·素问·六元正纪大论》中提到："木郁达之，火郁发之，土郁夺之，金郁泄之，水郁折之。"即平静有助于肝气的疏泄和气血的流通，从而维护肝脏的健康。

快乐促进肺气宣降：肺主气、司呼吸，具有宣发肃降的功能。快乐能够宣发肺气，使呼吸畅通、气血调和。《黄帝内经·素问·阴阳应象大论》中提到："喜则气缓。"即喜悦的情绪能够使肺气宣发、呼吸畅通。

平静有助于固摄肾气：肾为先天之本，主藏精、主水、主纳气。平静能够固摄肾气，防止肾气耗散、气血流失。《黄帝内经·素问·六节藏象论》中提到："肾者，主蛰，封藏之本，精之处也。"平静有助于肾气的固摄和气血的保存，从而维护肾脏的健康。

三、正面情绪对身心健康的维护作用

正面情绪不仅能够促进气血流通、调和脏腑功能，还能对身心健康产生全面的维护作用。

提升免疫力：正面情绪能够提升人体的免疫力，增强对疾病的抵抗力。《黄帝内经·素问·刺法论》中提到："正气存内，邪不可干。"正面情绪能够激发人体的正气，从而增强对疾病的防御能力。

促进心理健康：正面情绪有助于缓解压力、消除焦虑、抑郁等负面情绪，从而维护心理健康。《黄帝内经·灵枢·本神》中提到："志意和则精神安，精神安则魂魄不散，魂魄不散则五藏不受邪矣。"正面情绪能够使精神安定、魂魄不散，从而预防心理疾病的发生。

提高生活质量：正面情绪能够提升个体的生活质量，使个体更加积极向上、乐观开朗。《黄帝内经·素问·上古天真论》中提到："形弱则精不足，精不足则生动衰。"正面情绪能够使个体保持旺盛的精力和活力，从而提高生活质量。

延年益寿：正面情绪能够调和气血、激发脏腑功能、提升免疫力、促进心理健康等，从而延年益寿。《黄帝内经·素问·上古天真论》中提到："故能形与神俱，而尽终其天年，度百岁乃去。"即强调保持身心的和谐与平衡，能够延年益寿。

四、中医典籍中的正面情绪调节方法

中医典籍中提出了多种调节正面情绪的方法，旨在通过调和情志、平衡阴阳、调和气血等方式来维护身心健康。

调整呼吸：中医养生讲究"气和"，通过调整呼吸可以帮助我们达到心态平和。深呼吸能够促进气血流通，减少紧张和焦虑的情绪。《黄帝内经·素问·调经论》中提到："呼吸定息，脉五动，气行三寸。"即强调通过调整呼吸来调和气血、调和情志。

适量运动：《黄帝内经·素问·四气调神大论》中提到："春三月，此谓发陈……夜卧早起，广步于庭。"适量的运动能够促进身体的新陈代谢，增强体质，同时也能够帮助我们释放压力，保持心情愉快。如散步、太极拳、瑜伽等都是不错的选择。

调整饮食：《黄帝内经·素问·藏气法时论》中提到："肝色青，宜食甘，粳米、牛肉、枣、葵皆甘。"饮食与情绪也有着密切的关系。中医建议，应该根据个人体质选择合适的食物。如肝火旺盛的人可以多吃一些清凉的食物，如绿叶蔬菜、水果等；脾胃虚弱的人则适合吃

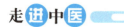

一些温和、易消化的食物。

调整作息：《黄帝内经·素问·四气调神大论》中提到："夏三月，此谓蕃秀……夜卧早起，无厌于日。"良好的作息习惯对于情绪的稳定至关重要。我们应该保证充足的睡眠，避免熬夜；白天合理安排工作和休息，避免过度劳累。

培养兴趣爱好：《黄帝内经·上古天真论》中提到："故美其食，任其服，乐其俗，高下不相慕，其民故曰朴。"兴趣爱好可以帮助我们从日常的压力中暂时抽离出来，享受生活的乐趣。无论是绘画、音乐、园艺还是其他任何爱好，都能够给我们带来快乐和满足感。

第三节　负面情绪的阴影

负面情绪在中医理论中占据着重要地位，如愤怒、悲伤、恐惧、焦虑等，不仅影响个体的心理健康，更会对人体的生理机能造成深远的负面影响。通过深入探讨负面情绪对气血运行的扰乱、对脏腑功能的损害以及对身心健康的全面影响，我们可以更加清晰地认识到负面情绪对人体健康的深远危害。

一、负面情绪对气血运行的扰乱

愤怒导致气血上逆：愤怒是一种强烈的负面情绪，其对人体健康的危害尤为显著。《黄帝内经·素问·生气通天论》中提到："大怒则形气绝，而血菀于上，使人薄厥。"即愤怒会使肝气上逆，血随气涌，从而导致面红目赤、头痛头晕，严重时甚至吐血、昏厥。

悲伤引发气血耗散：悲伤是一种消极的情绪状态，其对人体气血的耗散作用不容忽视。《黄帝内经·灵枢·本神》中提到："心怵惕思虑则伤神，神伤则恐惧自失，破䐃脱肉，毛悴色夭，死于冬。"虽然此处直接提及的是"心怵惕思虑"，但悲伤同样会导致心神不宁、气血耗散，出现意志消沉、气短乏力等症状。

恐惧导致气血下陷：恐惧是一种强烈的负面情绪，其对人体气血的扰乱作用主要体现在气血下陷。《黄帝内经·素问·举痛论》中提到："恐则气下，惊则气乱。"恐惧会使肾气不固，气陷于下，可能出现二便失禁、遗精等症状。

焦虑引发气血郁滞：焦虑是一种持续的担忧和不安，其对人体气血的郁滞作用同样显著。《黄帝内经·素问·阴阳应象大论》中提到："思则气结。"焦虑作为一种复杂的情绪状态，往往伴随着思虑过度，导致脾气郁结，影响脾胃的运化功能，出现食欲不振、腹胀、便溏等症状。

二、负面情绪对脏腑功能的损害

负面情绪不仅能够扰乱气血运行，还能对脏腑功能造成直接的损害，从而引发各种疾病。

愤怒损伤肝脏：中医认为，肝主疏泄，调畅气机。愤怒会导致肝气郁结，影响肝脏的疏泄功能，从而引发各种肝脏疾病。《黄帝内经·素问·阴阳应象大论》中提到："怒伤肝。"愤怒会使肝气上逆，血随气涌，长期愤怒可能导致肝气郁结，形成肝气郁结证，表现为胁肋胀痛、乳房胀痛、月经不调等症状。

悲伤损伤肺脏：肺主气，司呼吸，主宣发肃降。悲伤过度会损伤肺气，导致肺气郁滞，出现胸闷、气短、咳嗽等症状。《黄帝内经·素问·阴阳应象大论》中提到："忧伤肺。"悲伤过度会使肺气耗散，长期悲伤可能导致肺气虚弱，形成肺气虚证，表现为咳嗽无力、气短懒言、声音低微等症状。

恐惧损伤肾脏：肾为先天之本，主藏精，主水，主纳气。恐惧过度会损伤肾气，导致肾气不固，出现二便失禁、遗精等症状。《黄帝内经·素问·阴阳应象大论》中提到："恐伤肾。"恐惧过度会使肾气下陷，长期恐惧可能导致肾气虚弱，形成肾阳虚证或肾阴虚证，表现为腰膝酸软、畏寒肢冷或五心烦热、潮热盗汗等症状。

焦虑损伤脾胃：脾胃为后天之本，气血生化之源。焦虑过度会损伤脾胃功能，导致脾胃运化失常，出现食欲不振、腹胀、便溏等症状。《黄帝内经·素问·阴阳应象大论》中提到："思伤脾。"焦虑往往伴随着思虑过度，导致脾气郁结，影响脾胃的运化功能，长期焦虑可能导致脾胃虚弱，形成脾胃气虚证或脾胃湿热证等。

三、负面情绪对身心健康的全面影响

负面情绪不仅能够扰乱气血运行、损害脏腑功能，还能对身心健康产生全面的影响，包括心理疾病、身体疾病，以及社会功能的损害。

心理疾病：负面情绪是心理疾病的重要诱因之一。长期愤怒、悲伤、恐惧、焦虑等负面情绪可能导致抑郁症、焦虑症、恐惧症等心理疾病的发生。这些心理疾病不仅影响个体的心理健康，还可能引发自杀等极端行为。

身体疾病：负面情绪对身体健康的危害同样显著。长期愤怒可能导致高血压、心脏病等心血管疾病的发生；长期悲伤可能导致免疫力低下、易感冒等；长期恐惧可能导致神经系统疾病的发生；长期焦虑可能导致消化系统疾病、睡眠障碍等。

社会功能的损害：负面情绪还会损害个体的社会功能。愤怒可能导致攻击性行为、人际关系紧张；悲伤可能导致社交退缩、孤僻；恐惧可能导致社交恐惧症等。这些社会功能的损害不仅影响个体的生活质量，还可能对家庭和社会造成负面影响。

四、中医典籍中的负面情绪调节方法

中医典籍中提出了多种调节负面情绪的方法，旨在通过调和情志、平衡阴阳、调和气血等方式来维护身心健康。

疏肝解郁：对于愤怒导致的肝气郁结，中医建议采用疏肝解郁的方法进行治疗。常用的中药方剂如逍遥散、柴胡疏肝散等，能够疏肝解郁、调和气血，从而缓解愤怒情绪对肝脏的损害。

润肺安神：对于悲伤导致的肺气郁滞，中医建议采用润肺安神的方法进行治疗。常用的中药方剂如百合固金汤、养阴清肺汤等，能够润肺安神、调和气血，从而缓解悲伤情绪对肺脏的损害。

补肾安神：对于恐惧导致的肾气不固，中医建议采用补肾安神的方法进行治疗。常用的中药方剂如金匮肾气丸、六味地黄丸等，能够补肾安神、调和气血，从而缓解恐惧情绪对肾脏的损害。

健脾和胃：对于焦虑导致的脾胃虚弱，中医建议采用健脾和胃的方法进行治疗。常用的中药方剂如香砂六君子汤、健脾丸等，能够健脾和胃、调和气血，从而缓解焦虑情绪对脾胃的损害。

心理疏导：除了药物治疗外，中医还强调心理疏导的重要性。通过心理咨询、心理疏导等方式，帮助个体认识和理解自己的负面情绪，学会调节和控制情绪，从而维护身心健康。

🌿 第四节　情志与脏腑的密切联系 🌿

情志与脏腑之间存在着密切的联系，它们共同维持着人体的生理平衡和心理健康。中医通过深入探究情志与脏腑的对应关系、情志对脏腑功能的调节作用，以及情志异常的危害与调节方法，为我们提供了宝贵的理论和实践指导。

一、情志与脏腑的对应关系

在中医理论中，情志被归纳为"七情"，即喜、怒、忧、思、悲、恐、惊，这些情绪与五脏六腑之间存在着密切的联系。

心主喜：喜为心之志，适度的喜悦能够调和气血，促进身心健康。然而，《黄帝内经·素问·阴阳应象大论》中提到"暴喜伤阳"，过度的喜悦则可能伤及心神，导致心神不宁、失眠多梦等症状。

肝主怒：怒为肝之志，适度的愤怒有助于抒发内心的不满，但《黄帝内经·灵枢·本神》中指出"怒则气上"，过度愤怒则可能伤及肝脏，导致肝气郁结、胸胁胀痛等问题。

脾主忧思：忧思为脾之志，适度的忧虑和思考有助于人们更加谨慎地处理问题，但《黄帝内经·素问·举痛论》中提到"思则气结"，过度思虑则可能伤及脾胃，导致食欲不振、消化不良等问题。

肺主悲：悲为肺之志的另一种表现，过度的悲伤可能伤及肺气，导致情绪低落、呼吸不畅等症状。《黄帝内经·灵枢·本神》中提到"悲则气消"，即悲伤过度会导致肺气耗散。

肾主惊恐：恐为肾之志，适度的恐惧有助于人们规避危险，但《黄帝内经·素问·举痛论》中指出"恐则气下"，过度恐惧则可能伤及肾气，导致腰膝酸软、尿频、尿急等问题。

二、情志异常的危害与调节方法

情志异常不仅影响脏腑功能，还可能引发各种身心疾病。因此，调节情志、保持心理健康是中医养生的重要内容。

情志异常的危害：情志异常可能导致五脏功能异常，而五脏病变又能反过来影响情志。例如，长期的愤怒可能导致高血压、心脏病等心血管疾病；长期的悲伤可能导致免疫力低下、易感冒等；长期的恐惧可能导致神经系统疾病的发生；长期的焦虑可能导致消化系统疾病、睡眠障碍等。此外，情志异常还可能引发心理疾病，如抑郁症、焦虑症等。

调节情志的方法：中医提出了多种调节情志的方法，包括说理开导、顺情从欲、移情解惑、发泄解郁、以情胜情、暗示法、药食法等。这些方法旨在通过心理疏导、情绪调节、行为干预等方式，帮助个体恢复心理健康。同时，中医还强调养生的重要性，通过调整作息、饮食、运动等方式，增强体质，提高抗病能力。

🌿 第五节　情志管理的智慧 🌿

中医情志管理，作为中医养生与治疗的重要组成部分，蕴含着深厚的文化底蕴和独特的哲学思想。中医通过调节情志，旨在维护人体的阴阳平衡，促进身心健康。

一、中医情志管理的理论基础

中医情志管理的理论基础主要源于《黄帝内经》等经典著作，这些典籍详细阐述了情志与脏腑、气血、阴阳之间的密切关系。

《黄帝内经·素问·阴阳应象大论》中提到:"人有五脏化五气,以生喜怒悲忧恐。"情志活动以脏腑气血为依托,不同的情志活动对应不同的脏腑。

过度的情志活动会损伤相应的脏腑,如"怒伤肝,喜伤心,思伤脾,忧伤肺,恐伤肾"。这种损伤不仅体现在脏腑功能上,还可能导致气血运行失常,引发各种疾病。

中医认为,情志活动的平衡是阴阳平衡的重要体现。情志过极,无论是过度兴奋还是过度抑郁,都会打破阴阳平衡,导致疾病的发生。因此调节情志,恢复阴阳平衡,是中医情志管理的核心目标。

二、中医情志管理的调节方法

中医情志管理注重整体观念,通过心理疏导、行为干预、饮食调节、运动锻炼等多种方法,综合调节情志,促进身心健康。

心理疏导:《黄帝内经·素问·汤液醪醴论》中提到:"精神不进,志意不治,故病不可愈。"中医情志管理强调心理疏导的重要性,通过倾听、理解、支持等方式,帮助患者释放内心的压力和负面情绪。

行为干预:中医情志管理注重行为干预,通过改变患者的不良行为习惯,培养健康的生活方式,促进身心健康。《黄帝内经·素问·上古天真论》中提到:"故美其食,任其服,乐其俗,高下不相慕,其民故曰朴。"强调了顺应自然、保持平和心态的重要性。

饮食调节:中医认为,食物对情志有重要影响。《黄帝内经·素问·脏气法时论》中提到:"五谷为养,五果为助,五畜为益,五菜为充。"通过调节饮食,可以平衡情志,促进身心健康。例如,山药、枸杞、大枣等食物被认为具有调节情绪的潜力，而咖啡、辛辣食物等刺激性食物则可能加重负面情绪。

运动锻炼：《黄帝内经·素问·宣明五气》中提到："久视伤血，久卧伤气，久坐伤肉，久立伤骨，久行伤筋。"中医认为，适度的体育活动可以促进气血的流通，有助于缓解情绪不良。例如，散步、太极拳、气功等运动形式被认为有助于平衡情感，促进身心健康。

情志相胜法：《黄帝内经·素问·阴阳应象大论》中提到："怒伤肝，悲胜怒；喜伤心，恐胜喜；思伤脾，怒胜思；忧伤肺，喜胜忧；恐伤肾，思胜恐。"通过诱导出与当前情志相克的情绪变化，达到调节情志的目的。

第七章　饮食之道——脾胃为后天之本

在中医层面，脾胃被视为"后天之本"，其重要性不言而喻。脾胃不仅负责食物的消化和吸收，还关系到人体的营养供给、气血生成，以及水液代谢等多个方面。

第一节　后天之本的基石

脾胃通常被尊称为"后天之本"，这一称谓不仅揭示了脾胃在人体生理机能中的核心地位，更深刻体现了中医对生命之源、健康之基的独到见解。

一、脾胃的生理功能与地位

脾胃的功能与人体健康息息相关，它们不仅是气血生化之源，更是维持人体正常生理活动的重要基石。脾主运化，包括运化水谷和运化水液两个方面。运化水谷是指脾将食物转化为水谷精微，并吸收、转输至全身各脏腑组织，以维持其正常的生理功能。正如《黄帝内经》所言："饮入于胃，游溢精气，上输于脾，脾气散精，上归于肺，通调水道，下输膀胱，水精四布，五经并行。"

胃则主受纳和腐熟水谷，是食物初步消化并形成食糜的场所，胃的腐熟作用为小肠进一步消化吸收提供了前提。正如《黄帝内经·素问·五脏别论》所述："胃者，水谷之海，六腑之大源也。"

脾胃作为后天之本，其地位在中医理论中尤为突出。脾为气血生化之源，脾的运化功能正常，则气血充盈，人体健康。反之，若脾胃功能失调，则气血生化无源，人体各脏腑组织得不到充足的营养，就会出现各种疾病。因此，脾胃的健康直接关系到人体的健康。

《黄帝内经》中指出："脾胃者，仓廪之官，五味出焉。"这句话强调了脾胃在人体消化系统中的重要地位。同时，《黄帝内经》还详细阐述了脾胃的生理功能、病理变化及其对人体健康的影响。例如，《黄帝内经·素问·太阴阳明论》中提到："脾病者，身重善肌肉痿，足不收，行善瘛，脚下痛；虚则腹满肠鸣，飧泄食不化。"

二、脾胃作为后天之本的逻辑分析

脾胃作为后天之本，其逻辑基础在于它们在人体生理机能中的核心地位。脾胃不仅负责食物的消化和吸收，还关系到气血的生成和水液的代谢。脾胃功能正常，则气血充盈，水液代谢平衡，人体健康。反之，若脾胃功能失调，则气血生化无源，水液代谢失衡，人体各脏腑组织得不到充足的营养和水分，就会出现各种疾病。

从中医理论的角度来看，脾胃的运化功能与人体的阴阳平衡、五行相生相克等理论密切相关。脾胃属土，土能生金（肺），金能生水（肾），水能生木（肝），木能生火（心）。这一相生关系体现了脾胃在人体生理机能中的重要作用。同时，脾胃的运化功能还与人体的气机升降、气血运行等密切相关。脾胃功能正常，则气机升降有序，气血

运行顺畅；反之，则气机升降失调，气血运行不畅，导致各种疾病的
发生。

🍃 第二节　脾胃养护的首要原则 🍃

脾胃的养护不仅是保持身体健康的基础，更是中医养生中不可或
缺的一环。而在这众多的养护方法中，饮食调养无疑是首要且最为关
键的原则。

一、脾胃的生理功能与饮食调养的重要性

我们必须承认，脾胃承担着人体消化、吸收、运输营养物质的重
要职责，是后天之本，气血生化之源。而饮食调养作为中医养生的重
要方法之一，对于脾胃的生理功能具有至关重要的影响。合理的饮食
调养能够增强脾胃的功能，促进营养物质的吸收和利用，从而保持人
体的健康状态。

中医典籍《黄帝内经·素问·藏气法时论》中提到："毒药攻邪，
五谷为养，五果为助，五畜为益，五菜为充，气味合而服之，以补精
益气。"这句话不仅强调了饮食的多样性，更隐含了饮食调养在养生中
的重要性。对于脾胃而言，合理的饮食调养能够促进其正常生理功能
的发挥，增强脾胃的运化能力，从而保持身体的健康。

二、饮食调养的首要原则及其具体实践

（一）饮食宜温和、易消化

中医强调"药食同源"，饮食调养是护养脾胃的首要法则。在食物

的选择上，应以温和、易消化、营养丰富的食物为主，如粥、面条、馒头等。这些食物不仅易于消化吸收，还能为脾胃提供充足的营养，有助于脾胃功能的恢复和提升。同时，应避免食用过于辛辣、油腻、生冷的食物，以免刺激胃黏膜，损伤脾胃。

（二）饮食定时定量，保持规律性

中医讲究"饮食有节"，即饮食应有定时、有定量，保持规律性。一日三餐应按时进食，避免暴饮暴食或过度饥饿。暴饮暴食易损伤脾胃之气，导致脾胃功能失调；而过度饥饿则会使脾胃长时间处于空虚状态，影响其正常功能的发挥。

（三）饮食多样化，注重营养搭配

中医强调"五谷为养，五果为助，五畜为益，五菜为充"，即饮食应多样化，注重营养搭配。主食应以五谷杂粮为主，粗细搭配，既能提供充足的能量，又能促进脾胃的蠕动和消化液的分泌。同时，还应适量摄入水果、肉类和蔬菜，以补充身体所需的各种营养素。

需要注意的是，食物的选择应根据个人的体质和健康状况进行。例如，对于脾胃虚弱者，应适当食用一些健脾益气的食物，如山药、芡实、莲子等；而对于胃阴不足者，则应多食用一些滋养胃阴的食物，如百合、银耳、蜂蜜等。

（四）重视饮食卫生，避免病从口入

中医还强调"病从口入"，即饮食卫生对于脾胃健康至关重要。在食物的准备和烹饪过程中，应注意个人卫生和环境卫生，避免污染和交叉感染。同时，还应避免食用腐败变质的食物，以免损伤脾胃之气。

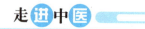

🌿 第三节　食物性味与脾胃健康 🌿

在中医理论中，食物与药物一样，具有不同的性味归经，影响人体的阴阳平衡、脏腑功能以及气血运行。

一、食物性味的基本概念与分类

中医将食物的性味分为五味——酸、苦、甘、辛、咸，以及四性——寒、热、温、凉（或平）。五味对应五脏，即《黄帝内经·素问·宣明五气》中所述："五味所入：酸入肝、苦入心、甘入脾、辛入肺、咸入肾。"四性则反映了食物对人体阴阳平衡的影响，寒凉食物多具有清热泻火、滋阴润燥的作用，而温热食物则多具有温阳散寒、助阳化气的作用。

二、食物性味与脾胃的相互作用

（一）甘味食物与脾胃

甘味食物归脾经，具有补益和中、缓急止痛的作用。适量食用甘味食物能够滋补脾胃之气，促进消化吸收，增强脾胃功能。如小米、南瓜、山药等，这些食物不仅易于消化吸收，还能为脾胃提供充足的营养，有助于脾胃健康的维护。

（二）酸味食物与脾胃

酸味食物归肝经，适量食用能够养阴生津、健运脾胃、滋养肝脏。如柑橘、石榴、橙子、西红柿、葡萄、山楂等酸味的新鲜蔬果，既能满足口味喜好，又能补充维生素 C 以增强食欲、促进消化。

（三）辛味食物与脾胃

辛味食物归肺经，具有发散风寒、宣发肺气、行气化瘀的作用，并能祛散脾胃湿气。适量食用辛味食物能够促进气血运行，增强脾胃的运化能力。如生姜、葱白、大蒜等，这些食物不仅具有调味作用，还能温中散寒、开胃消食。

（四）苦味食物与脾胃

苦味食物归心经，具有清热泻火、燥湿解毒的作用。适量食用苦味食物能够调节脾胃的湿热状态，促进消化吸收。然而，苦味食物性多寒凉，过量食用会损伤脾胃阳气，导致脾胃虚寒。

（五）咸味食物与脾胃

咸味食物归肾经，适量食用能够滋阴润燥、软坚散结。然而，过量食用咸味食物则会导致水湿内停、痰湿内生，影响脾胃的正常功能。因为咸味能软坚散结，但过量则易伤脾胃之气，导致运化失常。

第四节　情绪与脾胃健康

情绪与脾胃健康之间存在着密切的联系。通过合理调节情绪、注意饮食调养、适量运动，以及必要的中医调理，我们可以有效维护脾胃的健康状态，促进身体的整体健康与长寿。

一、情绪与脾胃的相互作用机制

中医将情绪分为喜、怒、忧、思、悲、恐、惊七种，称为"七情"。每种情绪都与特定的脏腑有着密切的对应关系，其中"思"则直接关联于脾。中医认为，情志与脏腑功能紧密相连，情绪的变化能够直接影响人体的生理机能，尤其是脾胃这一"后天之本"。

中医典籍《黄帝内经·素问·阴阳应象大论》中提到："怒伤肝，喜伤心，思伤脾，忧伤肺，恐伤肾。"这句话清晰地阐述了情绪对五脏的影响。其中，"思伤脾"指的是长期过度的思虑会导致气机郁结，影响脾胃的运化功能。脾胃为气血生化之源，一旦其功能受损，便会出现食欲不振、消化不良、腹胀便溏等一系列症状。此外，思虑过度还可能引发失眠多梦、健忘乏力等神经衰弱的表现，进一步加重脾胃的损害。

除了思虑过度外，其他情绪异常也会对脾胃造成不良影响。如长期愤怒会导致肝气郁结，进而影响脾胃的运化功能，引起胃脘部胀满不适、食欲不振等症状。过度悲伤则会导致肺气不足，影响脾胃的正常运化，出现腹胀、纳差等症状。恐惧则会使肾气失固，影响脾胃的升降功能，导致消化不良等问题。

二、情绪调节与脾胃健康的相互促进

情绪与脾胃之间的关系并非单向的。良好的情绪状态能够促进脾胃功能的正常发挥，而脾胃健康也能为情绪的稳定提供物质基础。中医认为，"脾在志为思"，但这里的"思"并非单指过度的忧虑，而是指一种正常的思考、判断能力。当脾胃功能强健时，人的思维会更加清晰敏捷，情绪也会更加稳定平和。反之，若脾胃虚弱，气血生化不足，人就容易出现情绪波动、易怒或抑郁等情绪问题。

中医典籍中对情绪与脾胃关系的论述颇丰。如《黄帝内经·素问·举痛论》中提到："怒则气上，喜则气缓，悲则气消，恐则气下，惊则气乱，思则气结。"这句话清晰地阐述了不同情绪对气机的影响，其中"思则气结"指的就是思虑过度导致气机郁结，进而影响脾胃的运化功能。

又如《脾胃论》中提到："脾胃之病，实则泻之，虚则补之。寒者温之，热者清之。实则阳明受病，虚则太阴受病。夫阳明病者，胃实也；太阴病者，脾虚也。实则泻其子，虚则补其母。"虽然这段论述主要强调的是脾胃疾病的辨证施治原则，但也隐含了情绪对脾胃健康的影响。因为情绪异常往往会导致脾胃功能的失调，进而引发各种脾胃疾病。

🌿 第五节　脾胃养护的日常习惯 🌿

脾胃养护是一个综合性的过程，需要综合运用饮食调养、起居调养、中医理疗与养生等多种方法。在日常生活中，应注重饮食的清淡、易消化与性味搭配；保持规律的作息时间、良好的心态与适当的运动锻炼；在必要时可寻求中医的帮助，通过穴位按摩、艾灸、中药调理等方法来调理脾胃功能。

一、饮食调养：脾胃健康之基

《黄帝内经》中提到："饮食自倍，肠胃乃伤。"意指饮食过量会损伤脾胃。因此，日常饮食应以清淡、易消化为主，避免过于油腻、辛辣、生冷、刺激性食物的摄入。这类食物易损伤脾胃之气，导致脾胃功能减弱，出现消化不良、腹胀、腹泻等症状。

中医强调"饮食有节"，即定时定量进食，避免暴饮暴食。《黄帝内经·素问·痹论》中提到："饮食自养，肠胃乃安。"意指饮食调养得当，肠胃才能安康。因此，应养成规律的饮食习惯，每餐七八分饱为宜，避免空腹时间过长或晚餐过饱。

《黄帝内经·灵枢·五味》中提到："五味入于口也，各有所走，各有所病……肝病禁辛，心病禁咸，脾病禁酸，肺病禁苦，肾病禁甘。"

因此，在饮食调养中应注重食物的性味搭配，适量摄入不同性味的食物，以调和脾胃之气，促进消化吸收。

另外，中医典籍中还记载了许多具有健脾益胃功效的食疗药膳，如山药粥、红枣汤、莲子羹等。这些食物不仅富含营养，还能滋补脾胃之气，增强脾胃功能。

二、起居调养：脾胃健康之要

中医强调"起居有常"，即保持规律的作息时间，避免熬夜或过度劳累。《黄帝内经·素问·生气通天论》中提到："阳气者，一日而主外，平旦人气生，日中而阳气隆，日西而阳气已虚，气门乃闭。"意指人体阳气随着日夜的交替而变化，保持规律的作息时间有助于阳气的生发与收藏，从而维护脾胃的正常功能。

除此之外，适当的运动锻炼也可以促进气血循环，增强脾胃功能。《黄帝内经·素问·四气调神大论》中提到："春三月，此为发陈，天地俱生，万物以荣……夜卧早起，广步于庭。"意指春季是万物生发的季节，人们应顺应自然规律，进行适当的运动锻炼。对于现代人而言，可以选择散步、慢跑、太极拳等运动方式，既能增强体质，又能调节情绪，促进脾胃健康。

三、中医理疗与养生：脾胃健康之辅

中医典籍中记载了许多健脾益胃的穴位，如中脘穴、足三里穴、内关穴等。通过按摩或艾灸这些穴位，可以调理脾胃功能，促进气血运行。《针灸甲乙经》中提到："中脘，主胃病，腹胀，胃脘痛。"意指中脘穴具有治疗胃病、腹胀等功效。

另外，中医典籍中还记载了许多健脾益胃的中药，如党参、白术、茯苓、陈皮等。这些中药可以在中医师的指导下进行配伍使用，制成汤剂或丸剂，以调理脾胃功能。但需注意的是，中药的使用应遵循中医理论，不可擅自使用。

中医还强调情志调养对脾胃健康的重要性。通过冥想、瑜伽、听音乐等方式来放松心情，缓解压力，有助于调和情志，促进脾胃健康。《黄帝内经》中提到："恬淡虚无，真气从之，精神内守，病安从来？"意指保持心境平和、精神内守是预防疾病的重要方法。

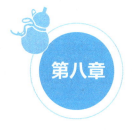

第八章　内生之邪——脏腑功能失调的产物

在中医理论中，邪气是导致人体疾病的重要因素之一。除了外感六淫（风、寒、暑、湿、燥、火）之外，内生之邪也是不可忽视的致病因素。内生之邪，是指由于脏腑功能失调所产生的病理产物，这些病理产物一旦形成，又会反过来影响脏腑的功能，形成恶性循环，导致疾病的发生和发展。

第一节　内生之邪：源自内部的病理因素

内生之邪是中医理论中的重要概念，包括内风、内寒、内湿、内燥、内火五种病理因素。它们的产生与人体脏腑阴阳及气、血、津液的生理功能失常密切相关，并在疾病的发展过程中起着重要作用。

一、内　风

内风是指在疾病发展过程中，体内阳气亢逆变动形成的眩晕、肢麻、抽搐、震颤等类似风胜则动特征的病理状态。内风与肝的关系密切，因此又称之为肝风内动或肝风。《黄帝内经·素问·至真要大论》

中提到："诸暴强直，皆属于风。"这说明了风邪致病的特点，而内风则是体内阳气亢逆、阴血不足所致。

内风有多种类型，包括肝阳化风、热极生风、阴虚风动、血虚生风等。肝阳化风是指肝的阳气亢逆无制，而致有风动特点的病理状态，多由于情志所伤、操劳过度、耗伤肝肾之阴所致。热极生风则是由于邪热亢盛，灼伤肝筋而致有风动特点的病理状态，多见于外感热病的极期。阴虚风动和血虚生风则是由于肝肾阴虚、筋脉失养所致，常见于外感热病或久病的后遗症期及老年病人。

二、内　寒

内寒是指机体阳气虚衰，温煦气化功能减退，虚寒内生，或阴寒之邪弥漫的病理状态。内寒的产生多由于素体阳虚、久病伤阳、劳伤太过、年老体衰所致，与脾肾等脏阳气虚衰有关。《黄帝内经·素问·调经论》中提到："阳虚则外寒，阴虚则内热。"这说明了阴阳失调与寒热病邪的关系。

内寒的病理变化主要表现在两个方面：一是阳虚温煦失职，虚寒内生，呈现出面色苍白、畏寒喜暖、形寒肢冷等阳热不足之象；二是阳虚气化功能减退，蒸化无权，津液代谢障碍，而导致水湿、痰饮等阴寒性病理产物的停积。临床可见涕、唾、痰涎稀薄清冷、小便清长、泄泻、水肿等症状。

三、内　湿

内湿是指体内水湿停滞的病理状态，多由于脾不运湿、肾不主水、输布排泄津液的功能障碍所致。《黄帝内经·素问·六元正纪大论》中提到："湿胜则濡泄。"这说明了湿邪致病的特点，而内湿则是由于脾肾功能失调所致。

内湿的产生多因素体肥胖、痰湿过盛，或因恣食生冷、过食肥甘、内伤脾胃，致使脾失健运不能为胃行其津液，津液的输布发生障碍所致。内湿的临床表现以脾胃症状为主，如湿留于内，可因体质、治疗等因素而有寒化、热化之分。此外，外感湿邪与内生湿浊二者亦常互相影响，湿邪外袭每伤及脾，脾失健运则滋生内湿。

四、内　燥

内燥是指机体津液不足，人体各组织器官和孔窍失其濡润，因而出现以干燥、枯涩、失润为特征的病理变化。《黄帝内经·素问·阴阳应象大论》中提到："燥胜则干。"这说明了燥邪致病的特点，而内燥则是由于津液不足、失润化燥所致。

内燥多因久病伤阴耗液、大汗、剧烈吐泻、失血过多、年高体弱、阴血亏损所致。内燥病变可发生于各脏腑组织，以肺、胃、肾及大肠为多见。内燥的临床表现以干燥不润为病变特点，如肌肤干燥不泽、起皮脱屑、口燥、咽干、唇焦、舌上无津、甚或光红龟裂、鼻干目涩、爪甲脆折、大便燥结、小便短赤等燥热之象。

五、内火（热）

内火（热）是指由于阳盛有余、阴虚阳亢、气血郁滞或病邪郁结而产生的火热内扰，导致机能亢奋的病理变化。《黄帝内经·素问·调经论》中提到："阳盛则外热，阴虚则内热。"这说明了阴阳失调与内火的关系。

内火的产生有多种原因，包括阳气过亢、邪郁化火、五志过极化火、阴虚火旺等。内火的临床表现以热象为主，如壮热、面赤、口渴喜冷、小便黄赤、大便秘结等。此外，内火还可导致神情烦躁、脉数等病理变化。内火与外火相互影响，内生之火可招致外火，外火亦可引动内火。

🎐 第二节　痰饮的形成与危害 🎐

痰饮，作为中医学中的一个重要概念，涵盖了体内水液代谢失常、水湿停滞所形成的病理产物。这一概念不仅揭示了人体生理机能的失调，也反映了中医对于疾病本质的深刻洞察。

一、痰饮的形成

痰饮的形成与体内气化息息相关，主要源于气化失常，导致气机不利、脏腑生理功能失调，进而出现水液运化、输布失常，水液停滞、凝聚于某些部位。《杂病广要》有言："痰古作淡，淡、澹通，澹水动也，故水走肠间，名为淡饮。今之痰者，古之云涕云唾云涎云沫是也。"这段话形象地描绘了痰饮的本质及其来源。

痰饮的形成与多种因素有关，包括但不限于外感湿邪、饮食不节、情志不畅、劳倦过度和脏腑功能失调等。

外感湿邪：外界环境的湿气侵入人体，如居住环境潮湿、气候湿润等，使得人体内部的水液代谢受到影响，容易形成痰饮。

饮食不节：过度食用寒凉、生冷、油腻或难以消化的食物，会损伤脾胃的运化功能，导致水湿内停，转化为痰饮。

情志不畅：长期的情绪压抑、忧虑、愤怒等不良情绪，会影响肝脏的疏泄功能，进而影响脾胃的运化，促使痰饮生成。

劳倦过度：长时间的体力或脑力劳动，使得身体疲劳，脾胃功能减弱，水液代谢不畅，容易产生痰饮。

脏腑功能失调：如肺失宣降、脾失健运、肾失开阖等脏腑功能的失调，都可能导致水液代谢异常，形成痰饮。

在中医理论中，脾胃被视为气机升降的枢机，是维持脏腑气机升降出入协调、保证人体阴阳平衡、水火既济的基础。一旦脾胃功能失调，中焦气机升降不利，就会导致水寒土湿，影响水液的运化与输布，聚而成痰饮。正如黄元御在《四圣心源》中所言："痰饮者，肺肾之病也，而根原于土湿。肺肾为痰饮之标，脾胃乃痰饮之本。"

二、痰饮的危害

痰饮可发生于身体的多个部位，对呼吸系统、消化系统、泌尿系统、循环系统、中枢神经系统等均有潜在危害。

呼吸系统：痰饮发生于呼吸系统时，常表现为咳嗽、胸闷、咳痰、憋喘等症状。体内水分长期不能得到排泄，可导致呼吸系统慢性疾病，如胸腔积液、肺源性心脏病、肺水肿等。

消化系统：痰饮在消化系统表现为腹痛、腹泻、腹胀、食欲下降、排便不畅等症状。长期如此，可能并发肠梗阻、肠套叠、溃疡性结肠炎等疾病。

泌尿系统：痰饮影响泌尿系统时，可出现双下肢水肿、排尿减少、全身瘙痒、肾功能衰竭等症状。并发的疾病还可能引起身体毒素代谢异常，导致肾衰竭、肝功能衰竭、肾性贫血、高钾血症等。

循环系统：痰饮若阻塞经络，则可能引起肢体麻木、疼痛等表现，严重时可能影响心脏功能。

中枢神经系统：痰饮还可能影响中枢神经系统，导致头晕、头痛、记忆力减退等症状。

此外，痰饮还可能影响气血运行，导致气机升降失常，进一步引发各种疾病。如《黄帝内经·素问·经脉别论》所言："饮入于胃，游溢精气，上输于脾，脾气散精，上归于肺，通调水道，下输膀胱，水精四布，五经并行。"一旦脾胃气化失常，体内升清降浊功能受阻，就会导致各种病理变化。

第三节　瘀血的生成与病理变化

瘀血的生成与多种内外因素有关，其病理变化广泛而复杂。中医通过辨证施治，采用活血化瘀、行气止痛等方法治疗瘀血病症，以达到恢复气血正常运行、消除病理产物的目的。

一、瘀血的生成

瘀血的生成与多种内外因素有关，主要包括气虚、气滞、血寒、血热、外伤等。这些因素导致血液运行不畅，或血液离经妄行，或血液成分发生改变，进而形成瘀血。

气虚：气虚则运血无力，血脉不畅，血液易于停滞而形成瘀血。如《黄帝内经·素问·调经论》所言："人之所有者，血与气耳。气主煦之，血主濡之……血气不和，百病乃变化而生。"气虚导致气血运行不畅，是瘀血生成的重要原因之一。

气滞：气滞则血瘀，气机不畅会影响血液的正常运行。如《黄帝内经·灵枢·举痛论》所述："怒则气上，喜则气缓，悲则气消，恐则气下，惊则气乱，思则气结。"情志不畅导致气机失调，进而影响血液运行，形成瘀血。

血寒：血得寒则凝，血脉凝敛而运行不畅，形成瘀血。如《黄帝内经·素问·举痛论》云："寒气客于小肠膜原之间，络血之中，血泣不得注于大经，血气稽留不得行，故宿昔而成积矣。"血寒导致血脉凝滞，血液运行不畅，是瘀血生成的又一重要原因。

血热：血受热则煎熬成块，血液黏稠而运行不畅，或热灼脉络，迫血妄行导致内出血，血液壅滞于体内某些部位而不散，形成瘀血。如《医林改错·积块》所言："血受热则煎熬成块，外有瘀血，则阻气之往来，故血积之处，必有伏气。"

外伤：外伤导致机体脉络破损，血溢脉外而成离经之血，即瘀血。如《黄帝内经·素问·调经论》所述："孙络外溢，则经有留血。"外伤是瘀血形成的重要外部因素。

二、瘀血的病理变化

瘀血一旦形成，会对人体产生广泛的病理影响。瘀血的病理变化主要表现在以下几个方面：

阻滞气机：瘀血形成后，必然影响和加重气机郁滞，形成血瘀气滞、气滞血瘀的恶性循环。如《血证论·男女异同论》所言："瘀血不行，则新血断无生理……盖瘀血去则新血易生，新血生而瘀血自去。"瘀血阻滞气机，导致气血运行不畅，进而影响新血的生成。

影响血脉循行：瘀血停积于血脉之中，导致血脉不畅，进而影响血液的正常循行。如《黄帝内经·素问·调经论》所述："血气不和，百病乃变化而生。"瘀血导致血脉不畅，是多种疾病发生的重要原因。

影响脏腑功能：瘀血停积于某一脏腑，会影响该脏腑的正常功能。如瘀阻于心，可见心悸、胸闷、心痛等症状；瘀阻于肺，可见胸痛、咳血等症状；瘀阻于肝，可见胁痛、痞块等症状。这些病症都是瘀血影响脏腑功能的直接表现。

形成肿块：瘀血积于皮下或体内，可见肿块形成。肿块部位多固定不移，若在体表则可见局部青紫、肿胀隆起；若在体腔内则扪之质硬、坚固难移。这些肿块是瘀血停积的直接产物。

出血倾向：部分瘀血，病者可见出血之象，通常出血量少而不畅，血色紫暗，或夹有瘀血块。这是瘀血导致血脉不畅，血液外溢的表现。

肌肤甲错：瘀血停积日久，可导致肌肤失养，出现肌肤甲错、毛发不荣等失濡失养的临床特征。这是瘀血影响气血运行，导致新血生成不足的直接结果。

🌿 第四节　内火的产生与影响 🌿

内火，作为中医学中的一个重要病理概念，涵盖了体内阳气过盛、阴液不足或脏腑功能失调导致的热象。这一概念不仅揭示了人体阴阳失衡的状态，也反映了中医对于疾病本质的深刻洞察。

一、内火的产生

内火的产生与多种内外因素有关，主要包括脏腑功能失调、情志过极、饮食不节、外感热邪等。这些因素导致体内阳气过盛或阴液不足，进而形成内火。

脏腑功能失调：脏腑功能失调是内火产生的重要原因。如《黄帝内经·素问·阴阳应象大论》所言："阳胜则热，阴胜则寒。"当脏腑功能亢进，阳气过盛时，便会产生内火。例如，肝火旺多因恼怒伤肝，肝气郁结，日久郁滞化火；心火旺则多与情绪、饮食、原有疾病等关系密切，如精神压力大、长期食用辛辣刺激性食物等。

情志过极：情志过极也是内火产生的重要因素。如《黄帝内经·素问·举痛论》所述："怒则气上，喜则气缓，悲则气消，恐则气下，惊则气乱，思则气结。"情志不畅导致气机失调，进而影响气血运行，产生内火。例如，长期精神紧张、情绪不稳定等，均可导致心火旺。

饮食不节：饮食不节也是内火产生的重要原因。如《黄帝内经·素问·痹论》所言："饮食自倍，肠胃乃伤。"嗜酒过多，进食辛辣、肥腻等食品，均可导致体内阳气过盛，产生内火。特别是本身容易上火的人，更应避免经常食用热性食物，如辣椒、桂圆、荔枝等。

外感热邪：外感热邪也是内火产生的原因之一。如《黄帝内经·素问·热论》所述："今夫热病者，皆伤寒之类也。"外感热邪侵袭人体，导致体内阳气过盛，产生内火。但需要注意的是，外感热邪与内火的形成往往相互交织，互为因果。

二、内火的病理影响

内火一旦形成，会对人体产生广泛的病理影响。内火的病理影响主要表现在以下几个方面：

影响睡眠质量：内火旺盛的患者常会出现失眠多梦、烦躁不安等症状。中医认为，心主神明，心火过旺则扰乱心神，导致睡眠质量下降。长期失眠不仅影响精神状态，还可能进一步加剧内火症状，形成恶性循环。

引发口腔溃疡：内火容易导致体内津液受损，口腔黏膜得不到充分滋润，从而引发口腔溃疡。患者常感口中疼痛、灼热，影响进食和说话。

导致消化系统问题：内火旺盛还可能影响脾胃功能，导致胃肠道津液不足，胃肠蠕动减慢，从而引发便秘、腹胀等症状。

引起心烦易怒：内火扰乱了心神，导致情绪失控。内火旺盛的患者往往情绪不稳定，易怒易躁。长期如此，不仅影响人际关系，还可能加重内火症状。

引发肺热咳嗽：内火旺盛还可能影响肺部功能，导致肺热咳嗽。患者常表现为干咳少痰、咽干咽痛等症状。肺热咳嗽不仅影响生活质量，还可能引发其他呼吸系统问题，如气喘。

其他病理变化：内火旺盛还可导致皮肤干燥、瘙痒、痤疮等问题；女性患者还可能出现月经不调、痛经等症状。这些病理变化都是内火影响人体正常生理功能的表现。

🐋 第五节　内生之邪的调理与治疗 🐋

内生之邪是指在疾病的发展过程中，由于脏腑阴阳及气、血、津液的生理功能失常而产生的类似于风、寒、湿、燥、火（热）外邪致病特征的病理状态。因其临床症状特点类似于六淫邪气，但病起于内，为了与外邪有所区别，故分别称为"内风""内寒""内湿""内燥""内

第八章　内生之邪——脏腑功能失调的产物

火"，统称为内生五邪。内生五邪并非致病因素，而是脏腑阴阳及气、血、津液失常所形成的综合性病机变化。

一、内风的案例与治疗

内风，又称风气内动，与肝的关系密切。《黄帝内经·素问·至真要大论》中提到："诸暴强直，皆属于风。"说明内风致病多表现为强直、抽搐等症状。

案例：同邑黄姓女，感冒风寒，服药解表后，忽如癫症，喜乐不时，或哭或笑，神识不清，诸药周效。用生姜汁调生白矾末四分对服，遂得吐痰而愈。此案中，患者症状类似内风动象，但实则因痰浊阻滞，气血逆乱所致。生姜汁与生白矾末合用，旨在祛痰开窍，调和气血，从而平息内风。

二、内寒的案例与治疗

内寒，又称寒从中生，多由于素体阳虚、久病伤阳、劳伤太过、年老体衰所致。《黄帝内经·灵枢·五邪》中提到："邪在肾，则病骨痛阴痹。阴痹者，按之而不得，腹胀腰痛，大便难，肩背颈项痛，时眩。"说明内寒致病多表现为骨痛、腹胀、腰痛等症状，与肾阳不足，虚寒内生有关。

案例：吴某之子，因移居久无人住的空房，一日忽大疯，用裁纸刀自划胸膛，鲜血淋漓。越二月，医者归，其父鉴林屡来探视，欲得一诊。医者诊得脉象或大或小，或疏或密，或结或促，知其邪祟无疑。先以参、地两补之，加犀角、羚羊角等灵通宝贵药材，调和气血，温阳散寒。

三、内湿的案例与治疗

内湿，是指体内津液代谢障碍，《黄帝内经·素问·六元正纪大论》中提到："湿胜则濡泄。"说明内湿致病多表现为腹泻症状，与脾失健运，水湿内生有关。

案例：某患者，长期饮食肥甘厚腻，脾失健运，水湿内生，表现为身体困重、四肢酸楚、腹胀、腹泻等症状。治疗宜健脾利湿，可选用茯苓、白术、泽泻等药材。

四、内燥的案例与治疗

内燥，是指体内津液不足，多因久病伤津耗血，或年老精亏血少，或长期饮食失宜，津血生成不足所致。《黄帝内经·素问·阴阳应象大论》中提到："燥胜则干。"说明内燥致病多表现为干燥症状，与津液不足有关。

案例：某患者，长期高热不退，灼伤津液，表现为皮肤干燥、口渴咽干、大便干燥等症状。治疗宜养阴润燥，可选用麦冬、生地、玄参等药材。

五、内火的案例与治疗

内火，又称火热内生，《黄帝内经·素问·调经论》中提到："阳盛则外热，阴盛则内寒。"说明内火致病多表现为热象，与阳盛阴衰有关。

案例：范某之妻，陡发癫证。每日鸡鸣而起，跣足蓬首，辄赴庭厨，操刀自割，家人夺之乃止。医者诊得右手脉伏，左手脉弦，唇面色青，以麻黄附子细辛汤加半夏、南星等药材，调和气血，清热泻火。癫态稍定后，再以鸭翎蘸桐油搅喉中，吐出胶痰碗许，神识虽清，但经信已闭半载。后用原蚕沙炒黄熬酒饮用，一月后而经通叶孕。

第九章 望闻问切——中医诊断四法

中医诊断学以望、闻、问、切四法为核心，这四种方法相互补充，形成了中医诊断疾病的独特体系。

第一节 望诊：以目察病，洞悉外象

望诊是中医诊断四法之首，它通过观察病人的神态、形体、皮肤、五官、舌象等外在表现，来判断疾病的情况。望诊具有直观、简便、易于掌握的特点，是中医诊断的基本方法之一。

一、理论背景

中医理论认为，人是一个有机整体，五官九窍、四肢百骸通过经络与五脏六腑密切联系，并依赖于气、血、津、液的充养。因此，脏腑功能状况与气血盈亏均可反映于人身外表，为望诊所见。正如《黄帝内经》之《灵枢·本脏》所言："视其外应，以知其内脏，则知所病矣。"

中医将眼睛比作一个车轮子，从外到内分为"五轮"，与"脏腑"相联系，形成"五轮学说"。第一轮为肉轮，上下眼睑，属脾，反映脾、胃方面的情况；第二轮为血轮（也叫火轮），目眦和血络，属心，反映心脑血管、血液循环、小肠方面的情况；第三轮为气轮，白睛，属肺，反映肺、大肠方面的情况；第四轮为风轮（也叫木轮），黑睛，属肝，反映肝、胆方面的情况；第五轮为水轮，瞳仁，属肾，反映肾、膀胱方面的情况。

《韩非子·喻老》中的《扁鹊见蔡桓公》故事，生动体现了中医望诊的重要性。扁鹊通过四次拜见蔡桓公，观察其面色、神态，准确判断出桓公的病情发展，但桓公因讳疾忌医，最终不治而亡。这一故事充分说明了望诊在中医诊断中的早期预警作用。

《黄帝内经》中也有大量关于望诊的记载，如"心者，其华在面，其充在血脉；肺者，其华在毛，其充在皮；肾者，其华在发，其充在骨；肝者，其华在爪，其充在筋……"以及"鼻为肺之窍，目为肝之窍，口为脾之窍，舌为心之窍，耳为肾之窍"等。这些论述为中医望诊提供了坚实的理论基础。

二、望诊技巧

望神：分清得神与失神、假神。得神者目光灵活、明亮有神，预后良好；失神者目光迟钝、无光彩，病情重；假神则是垂危病人的回光返照。

望面色：面色红润光泽为健康，病色分为青、赤、黄、白、黑五种，分别对应不同的脏腑病变。

望舌：舌诊在中医望诊中占有重要地位。通过观察舌质（舌体）的颜色、形态、润燥等变化，可以测知脏腑病变。如淡红舌为健康舌色，淡白舌为气血亏损，红绛舌为热证，青紫舌为热毒太盛或阴寒内盛。

望眼睛：根据"五轮学说"，观察眼神、色泽、形态、动态等，能够看出身体的健康状况。如瞳孔放大可能患有中风，眼睛红肿可能患有糖尿病等。

🌿 第二节　闻诊：以耳听声，以鼻嗅味 🌿

闻诊是通过听声音和嗅气味来判断疾病的方法。中医闻诊包括听声音和嗅气味两个方面，通过这两方面的观察，可以了解病人的脏腑功能、气血盛衰和阴阳平衡状态。

一、听声音

听声音是闻诊的重要组成部分，通过听觉了解患者的语言、呼吸、咳嗽、呕吐、呃逆等声音变化，可以辨别寒热虚实，推断脏腑和整体的变化。

语言：语言的清晰流畅与脏腑功能密切相关。声音自然、声调和谐、柔和圆润，通常预示着气血充盈，宗气充沛，气机调畅。例如，神昏谵语、说胡话，多属心神病变；声音低微无力，可能是肺肾气虚；声音高亢有力，可能是实证热邪内盛。

呼吸：呼吸的声音和节奏也能反映病情。呼吸有力，声粗浊，多为热邪内盛；呼吸无力，声音低微，多为虚寒证。如《黄帝内经·素问·至真要大论》中提到"诸呕吐酸，暴注下迫，皆属于热"，其中的呼吸变化即是热邪的表现之一。

咳嗽：咳嗽的声音和痰液的性质可以提示病变部位和性质。咳声重浊、有力，多属实证；咳声低微、无力，多属虚证。如《诸病源候论·呕哕诸病》中提到，因上焦痰湿停滞、脾胃虚寒导致食物不消，嗳气带醋臭，可引起咳嗽。

呕吐与呃逆：呕吐声徐缓、声低无力，通常为虚寒证；呕吐声高有力，为实热证。呃逆声音响亮有力，多属实证；声音低沉而长，细弱无力，多属虚寒证。

案例：王某，女，50岁，因外出淋雨受凉，出现喷嚏、流清涕、全身酸痛等症状。刻诊见鼻流清涕，说话声音重浊，微咳，晨起少量白痰，全身酸痛，舌苔薄白，脉浮紧。声音重浊提示外感风寒，肺气不宣，属风寒表证。

二、嗅气味

嗅气味同样是闻诊的重要手段，通过嗅觉了解患者的口气、体气、排泄物及病室气味等异常气味，可以判断脏腑气血的寒热虚实及邪气所在。

口气：口气酸臭，多属食积胃肠所致；口气腐臭，可能是肺胃热盛或口腔疾病所致。如《杂病源流犀烛·口齿唇舌源流》中提到，脾热可致口甘或口臭。

排泄物：排泄物气味微腥臭，通常是由于虚寒或寒湿导致；臭秽难闻，可能是湿热内蕴。如《瘟疫明辨·卷一》中提到，通过分辨是否有臭气来鉴别风寒感冒与瘟疫。

病室气味：病室内有血腥气味，多为失血证；有烂苹果味，可能是糖尿病酮症酸中毒。

鼻腔气味：鼻腔呼气时有臭秽气味，可能是肺脾气虚，邪毒滞留所致，如萎缩性鼻炎；鼻内常流青黄浊涕，有腥臭味，可能是肺热之鼻渊，如鼻窦炎。

案例：李某，男，65岁，慢性支气管炎病史20年，每年冬天易反复发作。刻诊见咳嗽，咯痰色白量多，易咯出，胸闷，舌苔厚，脉滑。检查见左侧中下肺可闻及少许湿啰音，提示痰湿内蕴，属虚证寒痰。

🍃 第三节　问诊：以言问病，详察病因 🍃

问诊是中医诊断的重要方法之一，通过询问病人的病史、症状、生活习惯等，可以了解病人的病因、病机、病情发展和治疗过程，为诊断和治疗提供依据。

一、问诊的重要性

中医问诊的理论基础源于古代典籍，如《黄帝内经》。《黄帝内经》根据阴阳五行、脏象经络理论，对诸多诊法作了具体描述，并阐述其综合运用的原则，在方法上奠定了"四诊"基础。如《黄帝内经·素问·疏五过论》指出："医不能明，不问所发，唯言死日，亦为粗工。"强调了问诊在中医诊断中的重要性。《黄帝内经·素问·征四失论》指出："诊病不问其始，忧患饮食之失节，起居之过度，或伤于毒，不先言此，卒持寸口，何病能中？"这强调了问诊在诊断过程中的不可或缺性。喻嘉言在《医门法律·问病论》中也提到："问者不觉烦，病者不觉厌，庶可详求本末，而治无误也。"问诊要求医生耐心细致，通过系统而有针对性的询问，全面了解病情。

此外，宋代的《三因极一病证方论》、明代《敖氏伤寒金镜录》、

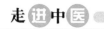

清代的《望诊遵经》等典籍，也对中医问诊进行了深入阐述和补充。

二、问诊的内容与方法

问诊的内容广泛，包括患者的居住环境、家族遗传、饮食起居、忧患喜乐、发病经过、是否治疗、用药情况等。在实际操作中，问诊常遵循一定的顺序。如《十问歌》所言："一问寒热二问汗，三问头身四问便，五问饮食六问胸，七聋八渴俱当辨，九问旧病十问因，再兼服药参机变，妇人尤必问经期，迟速闭崩皆可见。"

问寒热：恶寒与发热是临床中最易遇到的症状，恶寒发热并见通常表示有表证；恶寒发热交替往来，发作无定时，可能是邪在半表半里。

问汗：通过询问患者的出汗情况，可以判断疾病的表里虚实。如大汗出而多，蒸蒸发热，脉实为实热；冷汗淋漓不止，四肢厥冷，脉微是亡阳。

问头身：头痛、头晕、头昏重等症状可以反映不同的病机，如头顶强痛，病在太阳；前额兼眉骨痛，病在阳明等。

问便：询问患者的排便情况，可以了解脾胃功能及肠道状况，如大便稀溏，为太阴虚寒；便干尿赤，为阳明燥热。

问饮食：通过询问患者的饮食多少、口味好恶，可以判断胃气盛衰、脏腑虚实。

问胸：胸痛憋闷，痛而彻背，为胸痹；咳而胸闷或痛，发热喘促，为肺脏实热。

问旧病与病因：询问患者的既往病史及发病原因，有助于医生了解疾病的来龙去脉，为治疗提供依据。

问诊在中医诊断中占有重要地位，它是医生获取患者主诉的主要途径，有助于医生判断病证。通过问诊，医生能够全面了解患者的病情，深入挖掘病因，为精准治疗提供依据。在实际操作中，医生应遵循一定的问诊顺序和方法，结合望、闻、切等其他诊法，综合运用中医理论进行诊断和治疗。

🌿 第四节 切诊：以手诊脉，探知内里 🌿

切诊是中医诊断的最后一环，通过切脉和触诊来判断疾病的情况。切诊具有直观、准确的特点，是中医诊断的重要手段之一。

一、切诊的原理

中医切诊的原理基于中医理论中关于气血运行、脏腑功能和经络系统的认识。中医认为，脉为血府，贯通周身，五脏六腑的气血都要通过血脉周流全身。当机体受到内外因素刺激时，必然影响到气血的周流，随之脉搏发生变化。医者通过切按病人的动脉，辨别脉搏的速率、节律、强度、位置和形态等脉象，以了解病人正邪变化，从而进行诊断。

《黄帝内经》对中医切诊进行了系统的阐述和论述，为中医切诊的发展奠定了坚实的基础。如《黄帝内经·素问·三部九候论》曰："人有三部，部有三候，以决死生，以处百病，以调虚实，而除邪疾。"这是对中医切诊方法及其重要性的高度概括和总结。此外，《难经》《伤寒杂病论》《脉经》等中医经典著作也对中医切诊进行了深入研究和阐述。其中，西晋王叔和撰集的《脉经》承前启后，确立了中医切诊的方法，并对切诊的技巧进行了详细的描述和总结，为后世医者提供了宝贵的经验和借鉴。

二、切诊的方法

切诊主要包括脉诊和按诊两部分，其中脉诊最为常用且重要。

脉诊是以手指按切病人动脉以了解病情的内在变化，也称切脉或诊脉。切脉的部位一般取寸口脉，即桡动脉腕后浅表部分。切脉时，患者取坐位或仰卧位，伸出手臂置于心脏近于同一水平，手掌向上，前臂放平，以使血流通顺。医者用中指按在高骨（桡骨茎突）部位的桡动脉定关，继续以食指在关前（远心端）定寸，然后用无名指在关后（近心端）定尺。三指应呈弓形斜按在同一水平，以指腹按触脉体。根据临床需要，可用举（浮取）、寻（中取）、按（沉取）或相反的顺序反复触按，也可分部以一指直按的方法体会。寸、关、尺三部，每部有浮、中、沉三候，称为三部九候。

按诊是医者用手直接触摸按压患者体表某些部位，以了解局部的冷热、润燥、软硬、压痛、肿块、搏动以及脏腑的肿大或萎缩等病变情况。按诊可以进一步补充脉诊的不足，对于判断疾病的性质、部位和程度具有重要意义。

三、切诊的临床应用

切诊在中医临床中具有广泛的应用价值，通过脉诊和按诊的结合，可以全面系统地了解患者的病情，为精准治疗提供依据。

判断疾病性质：通过切诊，医者可以判断疾病的寒热虚实。如病变在肌表时呈现浮脉，表明病位在表，多为外感表证；病变在脏腑时呈现沉脉，表明病位在里，多为内伤病证。阴证病候时阳气不足，血行缓慢，呈现迟脉；阳证病候时血流加速，呈现数脉。

判断疾病部位：切诊还可以帮助医者判断疾病的部位。如寸口脉的不同部位反映不同脏腑的功能情况。左寸脉反映心和小肠的功能情况，右寸脉反映肺和大肠的功能情况；左关脉反映肝和胆的功能情况，右关脉反映脾和胃的功能情况；左尺脉反映肾和膀胱的功能情况，右尺脉反映命门和三焦的功能情况。

判断病情轻重：通过切诊，医者还可以判断病情的轻重缓急。如脉象洪大有力，多为实证、热证，病情较重；脉象细弱无力，多为虚证、寒证，病情较轻。脉象急促有力，多为阳证、热证，病情较急；脉象迟缓无力，多为阴证、寒证，病情较缓。

第十章　虚实辨证——疾病性质的把握

在中医理论体系中，虚实辨证是疾病诊断与治疗的核心内容之一，它通过对患者体质、病因、病机、症状等方面的综合分析，来判断疾病的性质，为临床施治提供重要依据。

第一节　虚实概念辨析

虚实是描述人体病理状态的一对核心概念，它们不仅反映了人体正气与病邪之间的力量对比关系，还体现了中医对人体生理、病理变化机制的深刻认识。

虚，指人体正气不足，脏腑功能衰退，气、血、津液等营养物质亏耗，以及机体的抗病能力下降等一系列表现。《黄帝内经·素问·通评虚实论》曰："精气夺则虚。"例如，气虚则表现为神疲乏力、少气懒言、自汗等；血虚可见面色苍白或萎黄、头晕眼花、心悸失眠等；阴虚常出现潮热盗汗、五心烦热、咽干颧红等；阳虚则有畏寒肢冷、腰膝酸软、小便清长等症状。

实，主要是指邪气盛实，包括外感六淫之邪（风、寒、暑、湿、燥、火）、内生五邪（内风、内寒、内湿、内燥、内火）以及痰饮、瘀血、食积等病理产物积聚体内，导致脏腑功能亢进或障碍，表现出一系列实证的症状。如外感风寒可见恶寒发热、无汗、头痛、身痛等；痰热蕴肺可出现咳嗽、咯黄痰、发热、气喘等；食积胃脘则有胃脘胀满疼痛、嗳腐吞酸、呕吐等表现。

虚实辨证深刻揭示了疾病性质的本质对立与统一。虚实辨证通过辨别患者体内正气与邪气的盛衰对比，为治疗提供了重要的依据。

第二节　虚证表现与分类

虚证是对人体正气虚弱各种临床表现的病理概括，与实证相对。虚实是辨别邪正盛衰的一对纲领，《黄帝内经·素问·通评虚实论》中提到："邪气盛则实，精气夺则虚。"《景岳全书·传忠录》亦云："实，言邪气实，则当泻；虚，言正气虚，则当补。"

一、虚证的表现

虚证主要表现为正气不足，脏腑功能衰退，常见的症状有面色苍白或萎黄、精神萎靡、身疲乏力、心悸气短、形寒肢冷或五心烦热、自汗盗汗、大便滑脱、小便失禁、舌上无苔、脉虚无力等。这些症状的出现，是因为人体正气虚弱，不能有效抵御外邪，导致身体机能下降。

二、虚证的分类

虚证根据不同的表现，可以分为血虚证、气虚证、阴虚证和阳虚证四种。

血虚证：指血的濡养和滋润功能不足，患者可见面色萎黄、面色苍白、爪甲不荣、头晕、神疲、失眠、健忘、怔忡、心悸等。这些症状主要是因为血不养心、血不养脑或血不养皮肤所致。《通俗伤寒论》中提到："血有亏瘀，亏则为虚。"

案例：朱某，女，35岁，口舌生疮一年有余，此起彼伏，无有休止。西医诊断为慢性口腔炎，曾服大量维生素C、维生素B₂、抗生素而无效，改服中药亦无效。细诊之，发现患者溃疡淡而不红，疼痛不剧，面色苍黄，眼睑、爪甲淡白，舌质淡，脉虽濡滑，但沉按无力，诸症合参，辨证为血虚为本，湿热交结化毒上攻为其标。治疗以补血为主，兼以清热化湿，一剂而愈。

气虚证：属于临床常见的虚症类型，患者可见气的功能不足，表现为少气懒言、动则气喘、动则汗出、疲乏以及免疫力低等。气虚证是因为气的推动、温煦、防御、固摄和气化功能不足所致。

案例：李某，男，43岁，腹泻五年，每日4～5次，西医诊断为胃肠功能紊乱、慢性肠炎。曾在多家医院用中西药治疗，服药杂乱，皆无成效。刻诊见患者肌肤瘦削甲错，面色萎黄略呈紫黑，口唇青紫，舌淡而紫，舌苔白腻，胃脘略胀，不喜揉按，食欲尚可，精神欠佳，小便尚畅，脉象沉弱而涩。辨证为气虚兼瘀，补气健脾，化湿止泻，方选血府逐瘀汤加参芪、平胃之类，数剂而愈。

阴虚证：通常表现为口干、眼干、舌干等津液不足的症状，还可能有阴虚火旺的表现，比如手足心热、潮热、盗汗、烦躁等。阴虚证是因为体内阴液不足，不能制约阳气，导致阳气相对偏亢所致。

案例：张某，男，40岁，胃脘胀满一年有余，每于睡眠之时胀满始作，以手按之，窜之胁背，按其胁背，胃脘脐腹又胀，但不疼痛。询知其厂濒临倒闭，致其情绪不畅，喜怒无常，察其舌淡苔薄，脉来弦长，辨证为肝郁不疏，肝木乘土，肝胃不和，治宜疏肝和胃，行气消胀，方选柴胡疏肝散加佛手、郁金、厚朴等味，数剂后胀满未减，更添口角生疮，辨证为气虚胀满，治宜补气健脾，兼以疏肝解郁，方选五味异功散加黄芪、玫瑰花、合欢花，少佐柴胡、郁金，再服数剂而愈。

阳虚证：主要表现为畏寒、肢体发凉等，临床还可根据不同的脏腑进行分类，比如肾阴虚、肾阳虚、肾气虚、脾阳虚等不同类型。阳虚证是因为体内阳气不足，不能温煦机体所致。

案例：贾某，男，40岁，心悸半年，加重两月。因工作劳累，于半年前某日晚睡而非睡之朦胧状态，突然自觉心房猛烈狂跳，急惊而寐，翻落地板，致头额碰伤。以后愈来愈频，几乎每晚睡觉尚未入深，似睡非睡之际，皆有心房砰然跳动、势将夺腔而出之象，随即惊呼呐喊，人亦随呼而起，或翻身惊坐，汗出淋漓，甚或翻身落地，每次发作只在瞬息之间，发作1～2秒，立即清醒。刻诊见患者面色黄黑光泽，肌肉满壮，精神尚佳，舌质略红，舌苔白腻微黄，脉缓滑而弦，素好运动，喜武术、篮球，辨证为阳不交阴，心神不安，治宜重镇潜阳，安神宁心，方选朱砂安神丸合磁朱丸加减，连服3剂，每日3次，症状更剧，辨证为肝胃不和，痰热内扰，心悸不宁之证，治宜清热化痰、疏肝和胃，兼以活血安神，方用黄连温胆汤加减，数剂而愈。

❧ 第三节　实证表现与病因 ❧

实证是中医证型的一种，与虚证相对，主要指的是人体受到外邪侵袭，或因痰湿、寒凝、瘀血、热毒、气滞、食积等病理因素阻滞所引起的证候。实证的特点是邪气盛而正气不虚，机体功能亢进或邪气阻滞，临床表现多为有余、亢盛、停滞等症状。

一、实证的表现

实证的表现多种多样，主要包括以下几个方面：

热象显著：实证患者往往出现明显的热象，如发热、口渴、面红目赤、舌红苔黄等。这是因为实证多因热邪侵袭或体内病理产物郁积化热所致。

疼痛拒按：实证患者疼痛部位往往拒按，疼痛性质多为胀痛、刺痛或灼痛。这是由于实证中邪气阻滞经络或脏腑，气血运行不畅所致。

二便异常：实证患者常出现便秘、尿黄、尿少或尿频、尿急等症状。这是因为实证中邪气阻滞肠道或膀胱，影响排泄功能所致。

情绪烦躁：实证患者往往情绪烦躁不安，易怒易惊。这是由于实证中邪气扰乱心神，心神不宁所致。

舌苔脉象：实证患者舌苔多黄腻或厚腻，脉象多弦滑或洪数。这是因为实证中邪气盛实，正气不虚，气血充盛所致。

二、实证的病因

实证的病因主要包括外邪侵袭和脏腑功能失调两个方面：

（一）外邪侵袭

风、寒、暑、湿、燥、火：六淫邪气是中医理论中常见的外邪，它们能够侵犯人体，引发实证。如风寒邪气侵袭体表，可引起恶寒发热、头痛身痛等症状；暑热邪气侵袭人体，可引起高热、口渴、汗多等症状。

疫疬之气：疫疬之气是一种具有强烈传染性的外邪，能够引发疫病。疫疠之气侵袭人体后，可引起高热、神昏、抽搐等症状，属于实证范畴。

（二）脏腑功能失调

痰饮：痰饮是脏腑功能失调后产生的病理产物，它们能够阻滞经络或脏腑，引发实证。如痰湿阻滞肺络，可引起咳嗽痰多、胸闷气喘等症状；痰饮阻滞心脉，可引起心悸怔忡、胸痹心痛等症状。

瘀血：瘀血是血液运行不畅或停滞于经脉、脏腑内的病理产物。瘀血阻滞经络或脏腑，可引起疼痛拒按、固定不移、面色晦暗等症状。

食积：食积是饮食不节或暴饮暴食后产生的病理产物。食积阻滞胃肠，可引起脘腹胀满、疼痛拒按、嗳腐吞酸等症状。

🌿 第四节　虚实夹杂的复杂性 🌿

虚实是中医认识疾病本质的两类最基本的证候，故有"万病不出乎虚实两端"之说。然而，在临床上，单一的虚或实证较为少见，更多的是虚实兼见的复合证候。虚实夹杂的形成是由于邪正相争，形成邪盛和正衰同时并存的病理变化，其复杂性体现在病情中既有虚像又有实像，两者相互交织，使得治疗变得棘手。虚实夹杂证的存在，使得医者在治疗时面临攻之恐伤正，补则虑助邪的两难境地。

一、虚实夹杂的复杂性

虚实夹杂的复杂性主要体现在以下几个方面：

症状复杂多变：虚实夹杂的患者往往表现出复杂的症状。如脾虚患者，可能出现神疲乏力、气短懒言、咳嗽咳痰、身体水肿等虚症表现，同时又可能伴有腹胀、腹痛、便秘或腹泻等实症表现。

病因复杂：虚实夹杂的病因多样，既有正气不足的内因，又有外邪侵袭的外因。如患者素有正气不足，复加手术损伤，脾气更虚，此时若感受外邪，则易形成虚实夹杂之证。

治疗难度大：虚实夹杂的治疗需要兼顾虚实，既要攻邪，又要扶正，且需根据病情的变化灵活调整治法。治疗不当，易导致病情反复或加重。

二、虚实夹杂的表现形式

（一）虚中夹实

以正气亏虚为主，同时兼夹有实邪。例如，脾气虚弱，运化失职，导致水湿内停，形成脾虚湿困之证。患者既有面色萎黄、神疲乏力、食欲不振、腹胀便溏等脾虚的表现，又可见肢体困重、舌苔厚腻等湿邪阻滞的症状。

（二）实中夹虚

以邪气盛实为主，但正气已受到不同程度的损伤。如外感风热之邪，邪热炽盛，耗伤津液，在出现发热、咽痛、咳嗽、咳黄痰等风热犯肺的实证表现的同时，还可能伴有口干、咽干、小便短赤等津液亏损的虚象。

三、虚实夹杂的成因

（一）疾病的迁延不愈

久病正气逐渐耗损，而邪气未能及时清除，稽留体内，从而形成虚实夹杂之态。如慢性咳嗽患者，长期肺气虚弱，无力驱邪，又反复受外邪侵袭，导致肺失宣降，痰浊内生，既有咳嗽气短、自汗等气虚症状，又有咯痰量多、质黏等痰湿之征。

（二）治疗不当

过用攻伐之剂，损伤正气，使邪气未尽而正气已伤。例如，在治疗实证时，过度使用苦寒清热药，损伤脾胃阳气，导致脾胃虚寒，同时又可能有余热未尽，出现胃脘冷痛、喜温喜按，同时伴有口苦、咽干等虚实夹杂的表现。

扶正不当，助邪生实。如在阴虚有热的情况下，过用滋腻补药，导致脾胃运化失常，湿浊内生，出现潮热盗汗、五心烦热等阴虚症状的同时，兼见腹胀、纳呆、舌苔腻等湿滞之象。

（三）体质因素

某些体质容易形成虚实夹杂的病理状态。如阳虚体质者，阳气不足，易受寒湿之邪侵袭，形成阳虚寒湿内盛之证；阴虚体质者，阴液亏虚，易内生燥热，又感外邪，可出现阴虚兼外感风热的虚实夹杂情况。

四、虚实夹杂的诊断难点

（一）症状的复杂性

虚实夹杂的患者症状繁多且相互交织，给准确判断虚实的主次带来困难。例如，一个患者既有腰膝酸软、头晕耳鸣等肾虚的虚证表现，又有小便频数、灼热涩痛等下焦湿热的实证症状，需要仔细分辨是肾虚为本，湿热为标，还是湿热引发肾虚，或者两者相互影响，处于同等重要的地位。

（二）舌象和脉象的不典型性

在虚实夹杂的情况下，舌象和脉象可能不具有典型的虚证或实证特征。如舌体胖大、边有齿痕，提示可能有脾虚，但舌苔黄腻又似有湿热之邪；脉象沉细无力可能为虚证，但如果同时伴有弦滑之象，又提示可能有实邪存在。这就需要医生综合分析，不能仅凭单一的舌象或脉象进行判断。

（三）病史的干扰

患者的既往病史可能会对当前的诊断造成干扰。如果患者曾经有过多次疾病发作和治疗经历，不同的病因和治疗方法可能导致体内虚实情况复杂多变。例如，一个患者既有过脾胃虚寒的病史，又因近期饮食不节出现食积胃脘的情况，此时的症状既有虚寒的表现，又有食积的实证特征，需要详细了解病史的发展过程，才能准确判断虚实夹杂的具体情况。

🌿 第五节　虚实辨证的临床意义 🌿

虚实辨证是中医临床中一项至关重要的诊疗原则，它通过观察和分析病人的临床表现，来判断其体内正气与邪气之间的盛衰关系，从而确定治疗策略。虚实不仅是中医八纲辨证（表里、寒热、虚实、阴阳）的基本纲领之一，也是中医认识疾病本质和制订治疗方案的重要依据。

一、虚实辨证对病情判断的作用

（一）明确疾病的本质

通过虚实辨证，能够深入了解疾病是由正气不足为主导的虚证，还是邪气盛实为主的实证，或者是虚实夹杂的状态。这有助于医生抓住疾病的本质核心，为后续的治疗提供明确的方向。例如，患者表现为神疲乏力、气短懒言、自汗、面色苍白等症状，通过虚实辨证可判断为气虚证，属于虚证范畴；若患者出现发热、恶寒、头痛、咽痛、咳嗽、咳黄痰等症状，则多考虑为外感风热之实证；而当患者既有久病体虚的表现，如心悸、失眠、头晕、腰膝酸软等，又伴有腹胀、便溏、舌苔厚腻等症状时，就可判断为虚实夹杂证。

（二）分析病情的轻重

一般来说，实证多表示邪气较盛，病情相对较急，但正气尚足，若能及时正确治疗，预后相对较好；虚证则反映正气已虚，病情往往较为缠绵，恢复相对较慢，治疗难度也较大；虚实夹杂证病情较为复杂，治疗需兼顾虚实两端，预后取决于正邪双方的力量对比及治疗的恰当与否。例如，外感实证感冒，若及时治疗，数天即可痊愈；而慢性虚劳疾病，如肺肾阴虚之喘证，往往需要较长时间的调理，才能逐渐缓解症状。

二、虚实辨证在治疗方案制定中的指导意义

（一）确立治疗原则

1.虚则补之

对于虚证，应采用补益的方法，根据不同的虚损类型，分别给予

补气、补血、补阴、补阳等治疗。如八珍汤用于气血两虚证，六味地黄丸治疗肾阴虚证，金匮肾气丸温补肾阳等。《黄帝内经·素问·三部九候论》云："虚则补之。"强调了对虚证应以补为主的治疗原则。

2. 实则泻之

针对实证，当采用泻法，包括清热、泻火、解毒、化痰、祛瘀、消食等具体方法。例如，白虎汤治疗阳明气分热盛证，大承气汤通腑泻热治疗阳明腑实证，二陈汤化痰燥湿等。正如《黄帝内经·素问·至真要大论》所说："盛者泻之，虚者补之。"

3. 虚实夹杂证，攻补兼施

在虚实夹杂的情况下，需要根据虚实的轻重缓急，合理选用攻补兼施的方法。若以虚为主，兼夹实邪，则在补虚的基础上适当祛邪，避免因祛邪而更伤正气；若以实为主，正气已伤，则在泻实的同时兼顾扶正，防止正气过度损耗而致病情恶化。如枳实消痞丸治疗脾虚气滞、寒热互结之痞满证，既用人参、白术、茯苓等健脾益气以补虚，又用枳实、厚朴等行气消痞以泻实。

（二）选择用药及方剂

根据虚实辨证的结果，医生可以精准地选择合适的药物和方剂进行治疗。对于虚证，选用具有滋补作用的药物，且注重药物的性味归经与脏腑虚损的相应关系。例如，补脾气多选用党参、黄芪、白术等；滋肾阴常用熟地、山茱萸、怀山药等。对于实证，则选用具有祛邪作用的药物，如清热药黄芩、黄连、黄柏等，化痰药半夏、陈皮、天南星等。在方剂的选择上，也可依据虚实的不同类型而有针对性的选用相应药物。如虚证常用的方剂有四君子汤、四物汤、补中益气汤等；

实证常用方剂有银翘散、麻杏石甘汤、龙胆泻肝汤等。

三、虚实辨证对疾病预后评估的价值

（一）判断正气的盛衰及恢复情况

通过观察患者在治疗过程中虚实症状的变化，可以评估正气的盛衰及恢复程度。若虚证患者经过治疗后，精神逐渐好转，乏力、气短等症状减轻，食欲增加，面色变得红润，舌象、脉象趋于正常，说明正气在逐渐恢复，预后良好；反之，若虚证症状持续加重，或出现新的虚损表现，则提示病情可能恶化，预后不佳。例如，癌症患者在放化疗后，如果出现严重的气血亏虚症状，且长时间不能恢复，往往提示身体抵抗力下降，预后较差。

（二）预测邪气的祛除及病情的发展趋势

对于实证患者，若治疗后发热、疼痛、咳嗽等症状减轻或消失，舌苔、脉象恢复正常，表明邪气已被祛除，病情向愈；若实证虽经治疗但症状不减或反而加重，或出现其他变证，可能是邪气未除，或病情发生了变化，如由表入里、由实转虚等，预后需要重新评估。例如，外感风寒之实证患者，若服药后汗出热退，恶寒、头痛等症状消失，说明病情好转；若发热持续不退，且出现神昏、抽搐等症状，则可能是邪气内陷，病情加重。

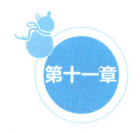

第十一章　温热病论治——特殊病证的探索

温热病，是一类以发热为主要症状，伴随一系列热毒表现的疾病。这类疾病在古代医学文献中多有记载，随着现代医学的发展，对其认识和治疗手段也不断深化。

第一节　温热病的概念与特点

温热病，一般称为"温病"，是中医外感病中的重要一类，由外感四时各种温热邪气所引起，常以急性发热及津液损伤为主要临床特征。温热病邪的性质独特，具有显著的温热性质，易消耗人体阴津，其发病急速，病情多变，具有传染性、流行性、季节性、地域性等特征。

一、温热病的概念

温热病邪的概念，首见于清代叶天士的《温热论》一书，书中提到："温邪上受，首先犯肺。"温邪包括风热、暑热、暑湿、湿热、燥热、伏寒化温等多种类型，这些邪气从外侵袭人体，发病后以发热为主症。温热病邪侵袭人体后，首先导致卫外功能障碍，继而影响脏腑功能，甚至损伤营阴和耗血动血。

二、温热病的特点

起病急骤，发展迅速：温热病起病迅速，病情多变，热象偏重，易化燥伤阴。温热邪气鼓动气血，消灼津液，使人体功能活动亢奋，常表现为壮热恶热、汗出而热不退、口渴饮冷等症状。

传变迅速，变化多端：温热病邪传变迅速，初起多表现为邪犯肺卫，继之则邪气由表入里，正邪相争，使人体功能活动进一步亢奋。随着病情的发展，邪热可深入营血，出现身热夜甚、烦躁不安、舌质红绛、脉细数等症状，甚至昏迷痉厥、耗血动血、亡阴失水等。

易伤阴液：温热邪气最易伤阴劫液，阴液的存亡对于温病患者的预后判断有着极其重要的意义。温热病邪在发病过程中不断消耗人体阴津，导致阴液亏损，病情进一步加重。

具有传染性、流行性：温热病邪具有较强的传染性，可通过空气、水源等途径传播，引起流行。温热病的发生和流行与季节、气候、地理环境等因素密切相关。

案例：患者张某，女，47岁。因上呼吸道感染后一直高热达29天，经服大量抗炎药物无效，前来就诊。患者恶寒发热，体温38～40℃，昼轻夜重，少量汗出，口干口苦，全身酸楚，右手腕关节疼痛，咳嗽吐白黏痰。舌苔薄黄质红，脉细滑。辨证为外感温热，邪入气营。治法以清热解毒、气营两清为主。处方包括荆芥、金银花、连翘、牛蒡子、大生地黄、粉丹皮、白茅根、淡豆豉、干芦根、大元参、生石膏、黄连等药物。水煎服，另加紫雪散兑服。经过三诊治疗，患者体温恢复正常，精神尚佳，舌苔薄白，质稍红，脉弦滑。为巩固疗效，继拟益气养阴、健脾固本方以善后。

🌿 第二节　温热病的辨证要点 🌿

温热病是由外感温热邪气导致的，起病急骤，发展迅速，且易伤阴液。在中医理论中，温热病的辨证要点主要包括卫气营血辨证和三焦辨证两个方面，这两个方面相互补充，共同揭示了温热病的发展变化规律。

一、卫气营血辨证

卫气营血辨证是温热病辨证的核心，由清代著名温病学家叶天士所创。他根据温热病发展过程中对人体损伤机制的不同，将温热病划分为卫、气、营、血四个阶段，从而揭示了温热病由表入里、由浅入深、由轻转重、由实致虚、由功能失常到实质损伤的发展传变规律。

卫分证候是温热邪气由口、鼻、皮毛侵袭肺系，导致人体卫外功能失常的阶段，是温热病的初期阶段。此时，患者表现为发热、微恶风寒、头痛、咳嗽、口微渴、无汗或少汗、舌边尖红、苔薄白、脉浮数等症状。这些症状表明温热邪气已侵袭人体，但尚未深入脏腑。

气分证候是温热邪气入里，侵犯脏腑，导致脏腑功能失常的阶段，是温热病的中期阶段。此时，患者表现为高热、不恶寒、反恶热、口渴饮冷、尿少而黄、舌质红苔黄、脉数有力等症状。这些症状表明温热邪气已深入脏腑，正气奋起驱邪，正邪相争于里，使脏腑功能处于亢奋状态。

营分证候是温热邪气深入心与血脉，灼伤营阴，导致血中津液亏损及心神被扰的阶段，是温热病的中后期阶段。此时，患者表现为身热夜甚、口反不甚渴或竟不渴、心烦躁扰不寐、甚或时有谵狂、或见斑点隐隐、舌质红绛无苔、脉细数等症状。这些症状表明温热邪气已深入心与血脉，灼伤营阴，导致血中津液亏损及心神被扰。

血分证候是温热邪气深入心与血脉，损伤血液，导致动血或耗血的阶段，是温热病的后期阶段。此时，患者表现为身热、躁扰昏狂，或吐血，或衄血，或便血，或尿血，或见非时经血，量多色紫，或发斑，斑色紫黑，舌质绛紫而干，脉数等症状。这些症状表明温热邪气已深入心与血脉，损伤血液，导致动血或耗血。

二、三焦辨证

三焦辨证是温热病辨证的另一种方法，由清代著名温病学家吴鞠通所倡导。他根据温热病对人体脏腑的侵害，将温热病划分为上焦、中焦、下焦三个部位，从而标明了温热病发展过程中脏腑传变的规律。

上焦证候主要见于温热邪气侵袭肺系和心包络的阶段。此时，患者表现为发热、咳嗽、口渴、咽喉肿痛、舌红苔黄等症状。这些症状表明温热邪气已侵袭上焦，影响肺系和心包络的功能。

中焦证候主要见于温热邪气侵袭脾胃的阶段。此时，患者表现为高热、口渴、烦躁、腹胀、便秘或腹泻、舌红苔黄腻等症状。这些症状表明温热邪气已深入中焦，影响脾胃的运化功能。

下焦证候主要见于温热邪气侵袭肝肾的阶段。此时，患者表现为低热、五心烦热、口干舌燥、腰膝酸软、舌红少苔等症状。这些症状表明温热邪气已深入下焦，损伤肝肾的阴液。

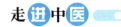

💧 第三节　温热病的治疗原则 💧

在中医理论中，温热病的治疗原则主要以祛邪为第一要务。根据卫气营血不同阶段进行治疗，注重患者体质与脏腑功能调节，以及适时扶正祛邪等。

一、祛邪为第一要务

温热病的治疗，首要是祛邪。温热邪气侵袭人体，导致卫气营血功能失常，产生一系列热象和实证表现。因此，尽早祛除病邪，旨在最大程度地减少温邪对机体的损害及并发症的发生，并阻止病变的进一步发展。《黄帝内经·素问·至真要大论篇》中提出"治热以寒""热者寒之"的原则，明确指出了治疗温热病应以寒凉药物为主。

案例：患者为张某，男性，年龄 25 岁。因外感风热，表现出以下症状：发热、轻微恶寒、头痛、咽痛以及口渴。这些症状提示其体内有热邪侵袭，且热邪尚处于卫分阶段，即疾病的初期阶段，病邪尚未深入。

根据中医理论，张某的病情被诊断为卫分证。中医采用了银翘散加减的治疗方法。银翘散是中医经典方剂之一，具有辛凉解表、清热解毒的功效，适用于外感风热所致的卫分证。

处方中金银花、连翘具清热解毒之功，薄荷可疏散风热、牛蒡子可利咽解毒、桔梗可宣肺祛痰、竹叶可清热利尿、荆芥穗可解表散风、淡豆豉可发散风热、芦根可清热生津。这些药物共同作用，旨在疏散风热、清热解毒、生津止渴，从而缓解张某的症状。

二、根据卫气营血不同阶段进行治疗

叶天士在《外感温热篇》中提出："在卫汗之可也，到气才可清气，入营犹可透热转气，入血就恐耗血动血，直须凉血散血。"温热病的发展过程中，邪气由表入里，由浅入深，可分为卫、气、营、血四个阶段。每个阶段的治疗原则和方法也应各不相同。

案例：凌某，女，26岁，产后寒热20天，先服桂枝汤，后服小柴胡加桂枝汤，热势不减，周身大汗，口干欲饮，心中烦热。辨证为邪热阳明气分。治法以清气分之邪热为主，用白虎加人参汤出入。服药两剂后，发热即退，汗出已少，心烦、口渴亦减。后续以益气清热为法，最终热退身凉，诸症悉平。

三、注重患者体质与脏腑功能调节

温热病的治疗还需注重患者的体质因素和脏腑功能调节。不同体质的患者对药物的反应不同，因此需要根据患者的具体情况进行个性化治疗。同时，温热病易伤阴液，需在治疗过程中注意保护阴液，防止病情恶化。《古今医案按》中提到："温病本为温邪，助阳固可伤阴，邪恋亦必伤津。当邪热已得清化，寒凉之剂即不宜多服，故二诊时即去石膏、知母，加用粳米以养阴和胃。"这一论述强调了温热病治疗过程中保护阴液的重要性。

案例：喻嘉言治黄起潜春月病温，头面甚红，辨证为戴阳之证。但患者为八旬老翁，气血两虚，不宜过汗。治法以人参、附子等药收拾阳气归于下元，加葱白透表以散外邪。然而患者未遵医嘱，更医投以表药，导致阳气升腾，肌肤粟起，又顷刻寒颤咬牙，浑身冻裂而逝。

此案例警示了温热病治疗过程中需根据患者体质和脏腑功能进行个性化治疗的重要性。

四、适时扶正祛邪

吴鞠通在《温病条辨》中提出了上焦、中焦、下焦证候的治疗大法，并指出："治上焦如羽（非轻不举）；治中焦如衡（非平不安）；治下焦如权（非重不沉）。"温热病的治疗过程中，需根据邪正盛衰的情况，适时扶正祛邪。在温病初期和极期，邪势较盛，正气亦不虚，应以祛邪为主，兼顾扶正；在温病后期，邪势已衰，正气也虚，应以扶正为主，兼以祛邪。

案例：陈姓患者，32岁，面赤目赤，舌苔满布如积粉，为至重之温病。治法以清营凉血为主，兼以透热转气。处方包括苦桔梗、银花、香豆豉、连翘等药物。经过治疗，患者病情逐渐好转。此案例体现了在温热病治疗过程中适时扶正祛邪的重要性。

第四节　特殊类型温热病的论治

温热病作为中医外感热病的重要分类，其特殊类型包括风温、湿温、暑温等，这些类型的温热病在病因、病机、证候表现及治法上各有特点。

一、风　温

《温热经纬》引叶天士言："风温者，春月受风，其气已温。"指出风温病多发生于春季，由风热病邪所致。风温是温热病的一种特殊类型，主要由风热病邪侵袭人体所致。其起病急骤，传变迅速，以发热、咳嗽、咽痛、口渴、舌红苔黄、脉浮数为主要证候。

案例：王某，男，35 岁，初春时节因外感风热而出现发热、咳嗽、咽痛等症状。初诊时，患者体温 39℃，咳嗽频作，咽痛难忍，口渴欲饮，舌红苔黄，脉浮数。辨证为风温病，治法以辛凉解表、清热解毒为主。处方包括桑叶、菊花、连翘、薄荷等药物，水煎服，日一剂。经过三剂药治疗，患者体温降至正常，咳嗽、咽痛等症状明显减轻，后续以养阴清热为法，最终病情痊愈。

二、湿 温

湿温是温热病中较为常见的一种特殊类型，主要由湿热病邪侵袭人体所致。《温热论》中叶天士指出："湿温之病，发于夏秋之交，湿热交蒸，蕴于中焦。"此句明确了湿温病的发病季节和病机特点。其起病较缓，病程较长，以发热、身重、胸闷、脘痞、苔腻、脉濡为主要证候。

案例：李某，男，40 岁，夏季因外感湿热而出现发热、身重、胸闷等症状。初诊时，患者体温 38℃，身重如裹，胸闷脘痞，不思饮食，苔腻脉濡。辨证为湿温病，治法以清热利湿、芳香化浊为主。处方包括藿香、佩兰、黄芩、滑石等药物，水煎服，日一剂。经过五剂药治疗，患者体温降至正常，身重、胸闷等症状明显减轻，后续以健脾利湿为法，最终病情痊愈。

三、暑 温

暑温是温热病中较为特殊的一种类型，主要由暑热病邪侵袭人体所致，《温病条辨》中吴鞠通指出："暑温者，夏至后所感之暑热病邪也。"其起病急骤，病情较重，以高热、口渴、汗多、心烦、舌红苔黄燥、脉洪数为主要证候。

案例：张某，男，28岁，夏季因外感暑热而出现高热、口渴、汗多等症状。初诊时，患者体温40℃，口渴欲饮，汗多如雨，心烦意乱，舌红苔黄燥，脉洪数。辨证为暑温病，治法以清热泻火、生津止渴为主。处方包括石膏、知母、甘草、粳米等药物，水煎服，日一剂。经过三剂药治疗，患者体温降至正常，口渴、汗多等症状明显减轻，后续以养阴清热为法，最终病情痊愈。

四、论治原则

辨证施治：特殊类型温热病的论治需根据患者的具体证候进行辨证施治。如风温病以辛凉解表、清热解毒为主；湿温病以清热利湿、芳香化浊为主；暑温病以清热泻火、生津止渴为主。

注重体质：患者的体质因素对温热病的治疗具有重要影响。如湿热体质者易患湿温病，阴虚体质者易患暑温病等。因此，在治疗过程中需注重患者的体质因素，进行个性化治疗。

兼顾脏腑：温热病易伤阴液，且易累及脏腑。在治疗过程中需兼顾脏腑功能，如湿温病易伤脾胃，需注重健脾利湿；暑温病易伤津液，需注重养阴清热。

适时扶正：温热病在发展过程中，邪正盛衰不断变化。在邪势较盛时，应以祛邪为主；在正气已虚时，应以扶正为主。因此，在治疗过程中需适时扶正祛邪，以促进病情的恢复。

第五节　温热病的预防与调护

温热病是外感温热邪气所引起的多种急性热病的总称，在中医理论体系中具有独特的发病特点、传变规律。做好温热病的预防与调护，对于减少温热病的发生、控制病情发展，以及促进患者康复具有重要意义。

一、温热病的预防

（一）增强体质

锻炼身体：增强体质是预防温热病的重要措施。可以选择适合自己的锻炼方式，如五禽戏、太极拳、八段锦、气功、保健按摩及武术运动等，这些都有助于提高身体抵抗力，减少患病风险。

顺应四时：人类生存在大自然中，与自然界的四时气候变化息息相关。应根据季节的变化和气温的升降，及时调整衣被和室内温度。冬日不可受寒也不宜保暖过度，夏日不可过分劳作也不宜贪凉安逸、恣食生冷。

保护阴精：阴精对抵御外来温邪的侵袭具有重要作用。因此，在日常生活中，应避免早婚、早育、房劳过度，并注意劳逸结合，保持心情舒畅，情绪稳定。

（二）饮食调养

饮食均衡，增强正气：合理的饮食结构有助于增强人体正气，提高机体对温热病邪的抵抗力。应保证"五谷为养、五果为助、五畜为益、五菜为充"。例如，平时适当摄入富含蛋白质的食物，如肉类、鱼类、豆类等，以及各种新鲜蔬菜、水果，可使人体气血充足，脏腑功能强健。

避免偏嗜，防生内热：《黄帝内经·素问·生气通天论》中提到："膏粱之变，足生大丁。"过食肥甘厚味、辛辣醇酒等容易生湿生热，为温热病邪提供内生的病理基础。如有些人嗜食辛辣食物，长期食用可使体内积热，一旦外感温热邪气，易内外合邪而发病。因此，饮食应避免偏嗜，保持清淡平和。

（三）药物预防

中医药预防：在专业医师的指导下，可选用一些具有清热解毒功效的中药进行预防，如金银花、连翘等。但需注意，药物预防应在医生指导下进行，切勿自行用药。

预防性服药：在温热病流行期间，可根据医生建议预防性服用一些药物，如食醋煮沸蒸熏、苍术艾叶烟熏等，以减少感染风险。

（四）避邪防疫

远离传染源：在温热病流行期间，应尽量避免前往人员密集、空气不流通的场所，如商场、电影院等，以减少接触温热病患者的机会。古代医家在瘟疫流行时，就提倡隔离患者，防止疫病传播。

注意个人卫生：保持良好的个人卫生习惯，如勤洗手、勤换洗衣物等。同时，保持居住环境的清洁卫生，经常通风换气，可减少病邪滋生和传播的机会。

二、温热病的调护

（一）发热期的调护

病室环境：发热期患者的病室应保持安静、整洁、空气流通，但要避免直接吹风。室温宜保持在 20 ~ 22℃，湿度在 50% ~ 60%。这有助于患者身体散热，减轻不适症状。例如，对于风温发热患者，舒适的环境可使患者烦躁情绪得到缓解，有利于病情恢复。

病情观察：密切观察患者的体温、脉象、呼吸、神志等变化。若体温持续升高，或出现高热惊厥、神昏谵语等情况，应及时采取措施。如叶天士在温热病的诊治中非常重视对舌象的观察，通过舌象判断病情的进退。护理人员也应关注患者的舌象变化，及时反馈给医生。

饮食护理：发热期应给予患者清淡、易消化、富含水分的食物，如米粥、面条、果汁等。避免食用油腻、辛辣、刺激性食物，以防助热生痰。例如，暑温发热患者，食用清凉解暑的西瓜汁，既能补充水分，又有助于清热降温。

（二）恢复期的调护

饮食调补：恢复期患者正气已伤，需要进行饮食调补。根据患者的具体情况，可逐渐增加营养丰富的食物，如瘦肉、鱼类、蛋类等，但仍要注意适度，避免暴饮暴食。如湿温病恢复期患者，脾胃功能尚弱，应先以健脾和胃的食物为主，如山药粥、芡实粥等，待脾胃功能恢复后再增加其他食物。

起居调养：患者应保证充足的睡眠，遵循起居有常的原则。随着身体的恢复，可逐渐增加户外活动，但要避免劳累。如温热病后患者，开始可在室内散步，之后慢慢到室外进行短时间的散步活动，以促进气血流通，增强体质。

（三）情志护理

温热病患者在患病期间可能会因身体不适、对病情的担忧等出现焦虑、烦躁等不良情绪。情志不舒会影响脏腑功能，不利于病情恢复。医护人员应关心患者，及时进行心理疏导。如《黄帝内经》中提到："怒伤肝，喜伤心，忧伤肺，思伤脾，恐伤肾。"通过安慰、鼓励患者，使其保持积极乐观的心态，有助于疾病的康复。

第十二章　中药智慧——自然之药的奥秘

在人类文明的长河中，中药作为中华民族独特的瑰宝，承载着数千年的健康智慧与自然哲学的精髓。它不仅是草、木、虫、鱼的简单堆砌，更是天、地、人和谐共生的哲学思想在医学领域的具体体现。

第一节　中药的起源与自然共生

中药作为中华民族传统医学的重要组成部分，其起源与自然共生有着深厚的渊源和密切的联系。这种共生关系不仅体现了古人对自然的观察与利用，也反映了中药在漫长的历史发展过程中与自然环境相互依存、相互促进的特点。

一、中药起源于自然的实践探索

（一）原始人类的生存经验

在远古时代，人类为了生存，与自然环境进行着密切的接触。在寻找食物的过程中，人们逐渐发现某些植物、动物或矿物具有特殊的功效，能够缓解身体的不适或治疗疾病。例如，原始人在食用某些植物后，发现其具有止痛、止泻或解热的作用，从而开始有意识地采集和使用这些植物。这种基于生存实践的经验积累，是中药起源的最初萌芽。

（二）对自然现象的观察

古代人类对自然现象的观察也为中药的起源提供了线索。他们观察到动物在受伤或生病时会自行寻找某些植物来食用，从而启发了人类对草药的认识和应用。此外，自然界中的一些矿物和泉水也因其特殊的性质被人们发现，并用于治疗疾病。如温泉水具有一定的温热、舒缓作用，被用于治疗一些关节疼痛和皮肤病等。

二、中药与自然共生的文化内涵

（一）天人合一的理念

中医强调"天人合一"的思想，认为人与自然是一个有机的整体，相互关联、相互影响。中药的应用也遵循这一理念，强调根据人体与自然环境的关系来调整用药。例如，在春季，人体阳气上升，肝脏功能相对活跃，此时常用一些具有疏肝理气作用的中药，如柴胡、薄荷等，以顺应自然之变化，帮助人体保持健康的平衡状态。这种将人体与自然相结合的用药思想，体现了中药与自然共生的深刻文化内涵。

（二）尊重自然、顺应自然

中药的采集和使用注重尊重自然、顺应自然的规律。古代医家强调在合适的季节、时间采集药材，以保证其药效的最大化。如《雷公炮炙论》中记载："夫药采取，不知时节，不以阴干曝干，虽有药名，终无药实，故不依时采取，与朽木不殊，虚废人功，卒无神益。"许多中药材在特定的季节或生长阶段具有最佳的药用价值，如金银花在夏季未开放的花蕾时期采摘，其清热解毒的功效最佳；人参在秋季采挖，此时人参的有效成分含量较高。这种顺应自然规律的采集方法，既保证了中药的质量，也体现了人类对自然的尊重和依赖。

第二节　中药的性味归经与配伍法则

中药的性味归经与配伍法则是中医理论体系中的重要组成部分，它们指导着中药的合理使用，以达到最佳的治疗效果。

一、中药的性味归经

（一）性　味

中药的性主要包括寒、热、温、凉四种，又称四气。它反映了药物对人体阴阳盛衰、寒热变化的作用倾向。

寒与凉、温与热的性质相同，只是在程度上有所差异，即"凉次于寒""温次于热"。例如，石膏性寒，能清热泻火，主治肺热喘咳、胃火牙痛等里热证；而薄荷性凉，可疏散风热，用于风热感冒、咽喉肿痛等。附子性热，有回阳救逆、补火助阳的功效，常用于亡阳证、阳虚证；干姜性温，能温中散寒，适用于脾胃寒证。

《神农本草经》云："药有酸、咸、甘、苦、辛五味，又有寒、热、温、凉四气。"这明确指出了四气是中药的基本特性之一。四气理论的形成，是古人在长期的医疗实践中，根据药物作用于人体后所产生的不同反应概括总结出来的。

中药的味是指酸、苦、甘、辛、咸五种最基本的滋味。此外，还有淡味和涩味，但一般将淡附于甘，涩附于酸。

不同的味具有不同的作用，《黄帝内经》中说："酸入肝，苦入心，甘入脾，辛入肺，咸入肾。"酸味具有收敛、固涩的作用，如乌梅味酸，可敛肺止咳、涩肠止泻等；苦味能泄、能燥、能坚，如黄连味苦，可清热燥湿、泻火解毒；甘味有补益、和中、缓急等作用，如甘草味甘，能补脾益气、清热解毒、调和诸药；辛味能散、能行，有发散、行气、行血等功效，如麻黄味辛，可发汗解表、宣肺平喘；咸味有软坚散结、泻下通便的作用，如芒硝味咸，能泻下攻积、润燥软坚。

（二）归　经

归经是指药物对于机体某部分的选择性作用，即某药对某些脏腑、经络有特殊的亲和作用，因而对这些部位的病变起着主要或特殊的治疗作用。

例如，同样是清热药，黄芩归肺、胆、脾、胃、大肠、小肠经，善清上焦热，常用于肺热咳嗽等；黄连归心、脾、胃、肝、胆、大肠经，侧重于清心火、除中焦湿热，治疗心烦失眠、湿热痞满等；黄柏归肾、膀胱、大肠经，主要清下焦热，用于下焦湿热证，如湿热下注所致的带下、淋证等。这种归经的差异，是由于药物的性味及质地等因素所决定的。

二、中药的配伍法则

中药的配伍法则是指在中药炮制和用药过程中，根据药物的性质、功效等因素，合理地选择和搭配中药，以达到更好的药效和减少不良反应的目的。

（一）君臣佐使原则

君臣佐使原则是中药配伍的基本法则，最早见于《黄帝内经》。《黄帝内经·素问·至真要大论》说："主药之谓君，佐君之谓臣，应臣之谓使。"元代李东垣在《脾胃论》中进一步阐释："君药分量最多，臣药次之，使药又次之。不可令臣过于君，君臣有序，相与宣摄，则可以御邪除病矣。"

君药：针对疾病的主要病因或病机的药物，具有主导治疗作用。

臣药：辅助君药发挥治疗作用的药物。

佐药：协助君、臣药发挥作用的药物，可以消除或减轻药物的毒副作用。

使药：引导药物到达病变部位的药物。

以酸梅汤为例，其君臣佐使的配伍为：君药乌梅（味酸性平，入肺、大肠经），臣药山楂（味酸性微温，入肺、大肠经），佐药陈皮、桂花、洛神花（味辛性温，入肝、胆经），使药甘草、冰糖（味甘性平，入脾、胃经）。

（二）相须原则

相须是指某些药物共同使用时能够增强药效或起到互补作用。例如，人参与黄芪配伍可以补气健脾；茯苓与白术配伍可以起到利水作用。

（三）相反原则

相反是指某些药物在性能上相互制约、相互抵消的现象。这些药物搭配使用可能会导致药效的减弱，甚或产生相反的作用。例如，苍术与大黄配伍，二者对胃肠有不同的作用，可能会互相影响。

（四）相宜原则

相宜是指药物在性能上相符合、相适应的特点，能够相互弥补，协同作用，提高疗效。例如，白芍与熟地黄配伍使用可以滋阴补血；当归与川芎配伍使用可以活血调经。

（五）相伴原则

相伴是指两种或多种药物在性质上相似，或者其中一味药物能够增强另一味药物的药效。例如，生姜与附子配伍使用，可增强附子的透疹利湿作用；薏苡仁与茯苓配伍使用可以提高利水利湿的效果。

（六）相克原则

相克是指某些药物在性能上相互冲突、相互禁忌的表现。这样的药物搭配可能会产生药理作用的相抵触或相反，甚至导致不良反应。例如，鱼腥草不宜与温补散寒之品搭配使用。

第三节　中药炮制技艺的传承与创新

中药炮制技艺是中国传统医药学的重要组成部分，具有悠久的历史和丰富的文化内涵。随着时代的发展，中药炮制技艺的传承与创新面临着新的机遇和挑战。

一、传承：古法炮制的精髓

中药炮制的起源可以追溯到古代，人们在寻找食物的过程中逐渐发现了药物，并随之产生了简单的加工方法，如洗涤、打碎、劈成小块等。随着火的发明和使用，药物炮制具备了更为丰富的手段，如炒、炙、煅、蒸、煮等。这些加工方法不仅使药物更易于服用，还通过化学反应产生了新的有效物质，增强了药物的疗效。

在典籍方面，中药炮制的记载可以追溯到《黄帝内经》，书中已有制药的相关记载。例如，《黄帝内经·灵枢·邪客》篇中的半夏秫米汤，应用的"法半夏"即是经过炮制的半夏。到了后汉时期，张仲景在《伤寒论》和《金匮要略》中，对方剂的炮制方法进行了更为详细的注明，如麻黄去节、杏仁去皮、附子炮、大黄酒洗等。这些记载反映了当时对药物炮制的高度重视。

唐宋时期，中药炮制技术得到了系统总结和发展。唐代《雷公炮炙论》是我国第一部制药专著，对当时的炮制方法进行了全面总结，为后世炮制技术的发展产生了深远影响。宋代《太平惠民和剂局方》所载的炮制法名目增多，炮制技术更加精细。

明代，李时珍在《本草纲目》中专列"修治"一项，详细记载了药物的炮制方法。此外，缪希雍的《炮炙大法》也是一部论述炮制的专著，对炮制方法进行了分类和详细阐述。这些典籍不仅记录了炮制技术，还揭示了炮制的作用和原理，为后世炮制技术的发展提供了理论基础。

二、中药炮制技艺的创新

（一）炮制原理研究

炮制原理研究，即运用现代科学技术手段，如化学分析、药理学实验、分子生物学等方法，深入研究中药炮制的原理。通过对炮制前后药物化学成分的变化、药理作用的改变，以及药物在体内的代谢过程等方面的研究，揭示中药炮制的科学内涵。例如，研究发现，一些药物经过炮制后，其化学成分发生了转化，生成了具有更强药理活性或更低毒性的成分。如地黄经过蒸制后，梓醇等成分的含量发生变化，其滋阴补肾的作用得到增强。这些研究成果为中药炮制工艺的优化和质量控制提供了科学依据。

（二）炮制工艺改进

炮制工艺改进，是结合现代制药技术，对传统中药炮制工艺进行改进和创新的举措。采用先进的设备和技术，如微波干燥、超临界流体萃取、酶法炮制等，可以有效提高炮制效率和质量的稳定性。例如，微波干燥技术在中药炮制中的应用，可以缩短干燥时间，减少有效成分的损失，同时还能提高饮片的质量。超临界流体萃取技术可用于提取中药中的有效成分，减少杂质的残留，提高药物的纯度和疗效。酶法炮制则利用酶的特异性催化作用，对药物进行降解或转化，改善药物的性能。

（三）质量控制与标准化

建立科学的质量控制体系和标准，确保中药炮制产品的质量稳定可靠，是中医药质量控制与标准化的核心目标。具体而言，运用现代分析技术，如高效液相色谱、气相色谱、质谱等，对炮制过程中的关键环节和成品进行质量检测和分析，制定严格的质量标准和操作规程。例如，通过对中药饮片中有效成分的含量测定、杂质限量控制等，保证饮片的质量符合临床用药要求。同时，加强对炮制原料、辅料、设备等方面的质量控制，确保整个炮制过程的规范化和标准化。

第四节　中药复方与整体治疗观

中药复方是中医临床用药的主要形式之一，它体现了中医独特的整体治疗观。这种治疗理念强调从人体的整体出发，综合考虑疾病的病因、病机、症状，以及患者的个体差异等因素，通过多味中药的合理配伍，达到调节人体阴阳平衡、气血运行、脏腑功能等目的，从而实现对疾病的全面治疗和康复。

一、整体治疗观的核心理念

中医的整体治疗观源于《黄帝内经》，这是中医理论的重要经典之一。《黄帝内经》提出"天人合一""形神合一"的整体观念，认为人体是一个有机整体，与自然环境和社会环境密切相关。在诊断和治疗过程中，中医不仅关注疾病本身，更重视人体的整体状况，包括脏腑功能、气血运行、精神状态等。

整体治疗观强调阴阳平衡，认为阴阳失衡是疾病产生的根本原因。中医通过调整阴阳，恢复人体的平衡状态，达到治愈疾病的目的。此外，整体治疗观还注重个体化治疗，根据患者的体质、病情、年龄、性别等因素，制订个性化的治疗方案。

二、中药复方的特点与优势

中药复方是中医整体治疗观的重要体现。中药复方通常由多味药物组成，每味药物都有其独特的功效和作用机制。通过巧妙的配伍，中药复方可以协同作用于人体，调节人体内部环境，实现整体治疗的效果。

与单一药物相比，中药复方的优势在于多靶点、多途径的治疗作用。中药复方可以通过多种途径、作用于多个靶点，实现更为全面、深入的治疗效果。此外，中药复方还具有个体化、灵活性的特点，可以根据患者的具体情况进行加减化裁，制定个性化的治疗方案。

第五节　中药现代研究的进展与展望

随着现代科技的不断进步，中药的研究与应用也迎来了前所未有的发展机遇。中药现代研究不仅深入揭示了中药的科学内涵，还推动了中药的现代化与国际化进程。

一、中药现代研究的进展

（一）中药化学成分与药效研究

现代分析技术如高效液相色谱、质谱等的应用，使中药化学成分的分离、鉴定与药效研究取得了显著进展。科学家们通过深入研究，揭示了中药中有效成分的结构、作用机制与靶点，为中药的质量控制与临床应用提供了科学依据。

例如，屠呦呦教授从中药青蒿中提取出青蒿素，经过大量实验研究，确定了青蒿素的结构和作用机制。青蒿素成为全球抗疟的重要药物，为人类健康作出了巨大贡献。

（二）中药质量控制与标准化

中药的质量控制与标准化是中药现代化研究的重要方向。通过建立科学的质量控制体系，采用现代分析技术对中药的质量进行检测，如指纹图谱技术、含量测定等，确保了中药的质量稳定可靠。

《中华人民共和国药典》是中药质量控制与标准化的重要依据。该典籍详细规定了中药的性状、鉴别、检查、含量测定等项目，为中药的质量控制提供了法定标准。此外，随着指纹图谱技术在中药质量控制中的应用日益广泛，中药的标准化水平也得到了显著提升。

（三）中药作用机制与药理研究

现代生物学、药理学等方法的运用，使中药的作用机制与药理研究取得了突破性进展。通过细胞实验、动物实验等手段，科学家们揭示了中药对人体的作用途径和靶点，为中药的临床应用提供了科学依据。

例如，研究发现，中药黄芪可以通过调节免疫系统、改善微循环等途径发挥治疗作用。这一发现不仅为黄芪的临床应用提供了理论基础，还为其他中药的研究提供了借鉴。

二、中药现代研究的展望

（一）精准医疗与个体化治疗

随着精准医疗的发展，中药的个体化治疗将成为未来研究的重点。通过基因检测、生物标志物等技术，实现中药的精准治疗，根据患者的个体差异，制定个性化的中药治疗方案，提高治疗效果已不是梦想。

（二）中药新药研发与制剂创新

以中药为基础，结合现代药物研发技术，开发新型中药制剂，如滴丸、软胶囊、注射剂等。这些制剂具有生物利用度高、疗效好、使用方便等优点，将推动中药的现代化与国际化进程。

（三）中药资源的保护与可持续利用

中药资源的保护与可持续利用是未来研究的重要方向。通过加强对中药资源的保护，推广绿色制药技术，减少对环境的污染，实现中药产业的可持续发展。

（四）中药国际化的推进

中药国际化是中药现代研究的重要目标。即通过加强与国际标准的对接，提升中药的质量和安全性，推动中药在全球范围内的认可与应用。

例如，华佗再造丸、丹参胶囊、连花清瘟胶囊等众多中药重磅品种已在海外成功上市，展现了中国传统医药与现代制药技术相结合的独特魅力与实力。

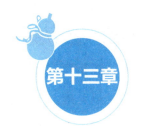

第十三章 治法精粹——八法论治

中医治法，是在中医基础理论指导下，针对疾病病因、病机、病性、病位及病情发展的不同阶段、不同体质而确立的治则和治法，是中医临床治疗的精髓。中医治法体系庞大，内容丰富，分类方法亦多种多样。其中，八法论治是中医治法中极具代表性的理论之一，它涵盖了中医临床治疗的各个方面，具有极高的指导意义。

第一节 八法论治的起源与概述

八法论治，即中医的八种基本治疗原则，包括汗、吐、下、和、温、清、消、补。这一理论源于中国古代医学，并在长期的临床实践中得到了发展和完善。其起源可以追溯到东汉时期的名医张仲景所著的《伤寒杂病论》，而清代医家程钟龄在《医学心悟》中则对其进行了系统的归纳和总结。

一、起源与发展

早在东汉时期，张仲景在其著作《伤寒杂病论》中，已经通过详细的临床实践和理论探讨，涉及了八法的实质内容。尽管他未明确提

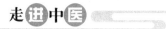

出"八法"之名，但其治疗原则已经涵盖了汗、吐、下、和、温、清、消、补等各个方面。

清代医家程钟龄在《医学心悟》中，明确提出了"医门八法"的概念，并对每一种治法进行了详细的阐述和归纳。他指出："论病之原，以内伤、外感四字括之。论病之情，则以寒、热、虚、实、表、里、阴、阳八字统之。而论治病之方，则又以汗、和、下、消、吐、清、温、补八法尽之。"这段话不仅总结了疾病的病因和病机，还明确了八法在治疗中的应用。

二、八法概述

汗法，即通过开泄腠理、汗孔，驱邪外出的治法。它是驱邪的第一法，适用于病邪在表的病证。汗法不仅用于感冒等外感病，还广泛应用于过敏性鼻炎、过敏性哮喘、急性肾小球肾炎等多种疾病。根据《黄帝内经》"其在皮者，汗而发之"的理论，对于表证，往往首先以发汗的方法来治疗。麻黄汤是辛温峻汗法的代表方剂，适用于风寒表证；而桂枝汤则是解肌的汗法，适用于风寒表虚证。

和法，又称和解法，通过和解少阳、扶正达邪、协调内脏功能来治疗病证。适用于病邪处于半表半里之间，或脏腑功能失调的病证。小柴胡汤是和法的代表方剂，用于治疗少阳证，具有和解外邪、和胃降逆、扶正祛邪的功效。和法不仅可用于外感病，还可用于情志刺激导致的肝脾不和等脏腑失调的病证。

下法，即通过通泻大便和积水的方法，攻逐停留于肠胃的病邪。适用于邪气内结肠道的里实证，广泛应用于各种急腹症及一些急重症的治疗。大承气汤是峻下法的代表方剂，用于治疗痞、满、燥、实、坚俱全的阳明腑实证。下法有寒下、温下、润下、逐水之分，应根据病因和证候的不同，酌情配伍其他药物。

消法，通过消食导滞和消坚散结作用，对气、血、痰、食、水、虫等积聚而成的有形之结，使之渐消缓散的一种治法。适用于病在脏腑、经络、肌肉之间，邪坚病固而来势较缓的病证。山楂丸、保和丸等是消法的代表方剂。消法常与补法或下法配合运用，以消食导滞、软坚散结。

吐法，即通过催吐药或其他物理刺激，使停痰宿食或毒物随吐排出的治法。适用于病邪停积在胃、胸膈、咽喉，并且有上涌之势者。瓜蒂散是吐法的代表方剂，用于治疗胸中痞硬、气上冲咽喉不得息等症状。吐法对某些痰邪所致的疑难怪症有特别意义，但年老体虚及孕妇等应禁用或慎用。

清法，又称清热法，通过运用性质寒凉的方药，清热泻火、解毒，以治疗各种火热证，如高热、口渴、舌红苔黄等。白虎汤、黄连解毒汤、犀角地黄汤等都是清法的代表方剂。清法不仅可用于热性病，还可用于杂病及脓疡症出现热象者。

温法，又称祛寒法，通过运用温热性质的方药，祛除寒邪，补益阳气，治疗里寒证，如胃寒、宫寒等。桂枝加附子汤、当归四逆汤、理中汤等都是温法的代表方剂。温法常治在三阴，常与补法配合运用，以温阳散寒、扶正祛邪。

补法，又称补益法，通过运用具有补益作用的方药，以消除虚弱证候。适用于虚证，如气虚、血虚、阴虚、阳虚等。四君子汤、四物汤、六味地黄丸、肾气丸等都是补法的代表方剂。补法有峻补与缓补之分，应根据病情的缓急和虚弱程度，灵活运用。

第二节　汗法的应用与特点

汗法，作为中医"八法"之一，因其独特的临床疗效，在中医治疗中占有重要地位。它主要通过开泄腠理、肺气宣发，使在表之邪从汗而解，从而达到调和营卫、恢复机体平衡的目的。

一、汗法的应用

外感表证：汗法在外感表证的治疗中起着至关重要的作用。根据外邪性质风、寒、暑、湿、燥、火的不同，结合人体气、血、阴、阳的相异，酌情运用辛散发汗之品，使腠理开泄、肺气宣发，在表之邪从汗而解。如《伤寒杂病论》中记载的麻黄汤、桂枝汤等，就是针对风寒表证的经典方剂。麻黄汤以麻黄、桂枝等辛温药物为主，发汗力强，适用于风寒表实证；而桂枝汤则以桂枝、白芍等药物为主，发汗力较缓，适用于风寒表虚证。

杂病治疗：除了外感表证，汗法还广泛应用于多种杂病的治疗。如《金匮要略》中记载的麻杏苡甘汤，用于治疗风湿相搏所致的一身尽疼、发热等症状。通过汗法，可以祛湿、行气、通阳，达到治疗痹症的目的。此外，汗法还具有退烧、透疹、消水肿等多种作用。如麻疹初起，疹未透发或透而不畅时，可用汗法透毒于外，使疹毒随汗而泄，如升麻葛根汤等。

皮肤疾病：汗法在皮肤疾病的治疗中也有显著疗效。如红斑、银屑病、慢性荨麻疹、湿疹等，可通过汗法使邪有出路，达到调和气血、通畅经络的目的。

此外，汗法还可用于治疗夏季热、顽固肝硬化腹水、慢性肾衰等多种疾病。如《神农本草经》中记载的麻黄、桂枝等发汗药物，至今仍是中医临床常用的解表发汗药物。现代研究还表明，蒸、渫、洗、浴等外治"汗法"具有改善机体的反应状态、改善循环、促进代谢物质排泄、提高心血管的生理功能、调理胃肠道消化吸收功能、调节免疫功能等作用。

二、汗法的特点

发散、通透、升浮：汗法具有发散、通透、升浮的特点，其作用趋势是向上、向外的。通过运用汗法，可以使阳气充斥腠理之间，缓缓蒸发，最终营卫通畅，风湿尽去。故治疗痹之法，当以汗法最捷。

微汗为宜：运用汗法时，应以"微微似欲出汗"为度，切记不可过汗，使大汗淋漓。如张景岳在《景岳全书》中所述："取汗之法，当取其自然，不宜急暴，但服从汤剂，盖令温暖，使得津津微汗，稍令久之，则手足稠周，遍身通达，邪无不散矣。"微汗可以逐渐地、慢慢地汗出，使周身汗出而不仅仅是某一个局部汗出，这样可以使风湿俱去，避免风去湿存的状况。

药物选择：具有发汗作用的药物多具有辛、散、宣、通之性，如麻黄、桂枝、防风、藁本、细辛、柴胡、葱白、葛根等。这些药物不仅能发汗解表，且能宣畅玄府，畅通气、血、津液，调节脏腑经络。在运用汗法时，应根据病情和体质的不同，酌情选择药物和剂量。

外治法：除了药物发汗外，汗法还包括蒸、渫、洗、浴等外治法。这些外治法具有改善机体的反应状态、加强循环、促进代谢物质排泄等作用。

❀ 第三节　吐法与下法的对比 ❀

在中医的"八法"中，吐法与下法作为两种截然不同的治疗方法，各自具有独特的理论背景、适应证、作用机制及临床应用。

一、定义与适应证

吐法，又称涌吐法，是通过药物或其他手段刺激机体，使停留在咽喉、胸膈、胃肠等部位的痰涎、宿食、毒物等有害物质从口中吐出，从而达到驱邪外出、恢复机体平衡的一种治疗方法。吐法主要适用于因痰浊、食积、毒物等有形实邪壅塞于上焦所致的病证，如食物中毒、痰涎壅盛、宿食不化等。

下法，又称泻下法，是通过药物或其他手段促进肠道蠕动，使积聚在肠道内的宿食、燥屎、冷积、瘀血、水饮等有形实邪从肛门排出体外，从而达到驱邪外出、恢复肠道功能的一种治疗方法。下法主要适用于因肠道实邪阻滞所致的病证，如便秘、肠梗阻、腹水等。

二、作用机制

吐法的作用机制主要是通过药物刺激胃黏膜或咽喉，引发呕吐反射，使胃内容物及上消化道内的有害物质被吐出。这一过程中，胃的生理特点"以降为和"被暂时打破，胃气上逆，形成呕吐。吐法具有逆向祛邪的特点，即逆着病邪侵入的方向而逐邪外出。同时，呕吐过程中，机体的应激反应被激活，神经、内分泌等系统协同作用，有助于驱邪外出和机体恢复。

下法的作用机制主要是通过药物刺激肠道蠕动，增加肠道内容物的水分含量，软化粪便，促进肠道蠕动和排便。下法具有顺势利导的特点，即顺应肠道的生理特点，使肠道内的有害物质顺利排出。下法还能调节肠道功能，改善肠道微生态，增强机体的抗病能力。

三、对比总结

适应证不同：吐法主要适用于上焦有形实邪壅塞所致的病证，如下焦病邪则非吐法所宜；而下法主要适用于肠道实邪阻滞所致的病证，如上焦病邪则非下法所宜。

作用机制不同：吐法通过刺激胃黏膜或咽喉引发呕吐反射，使有害物质从口中吐出；下法通过刺激肠道蠕动促进排便，使有害物质从肛门排出。

临床应用不同：吐法在临床上多用于急救或治疗食物中毒等紧急情况；下法则多用于便秘、肠梗阻等慢性疾病的治疗。

药物选择不同：吐法常用药物如瓜蒂、藜芦等，具有强烈刺激作用；下法常用药物如大黄、芒硝等，具有泻下通便作用。

🦋 第四节　和法的调和与平衡 🦋

和法，作为中医临床治疗中一种独特且重要的治疗法则，其核心理念在于调和与平衡。通过和解少阳、调和脏腑、分消上下、疏利透达等多种手段，旨在恢复机体的内在平衡，达到治疗疾病的目的。

一、和法的起源与发展

和法的起源可追溯至《黄帝内经》，其中从"和于自然""和于整体"两方面阐述了和法的概念。"和于自然"是指人与自然阴阳变化相和谐，是天人相应思想的具体体现；"和于整体"则主要阐述人体内阴阳、脏腑、气血、荣卫等方面的内容。

东汉末期张仲景在《黄帝内经》的基础上，对和法的证治进行了具体化的延伸。他将和法融入到六经和八纲辨证之中，遣方用药以恢复"阴阳自和"为目的，同时平调寒热、营卫、脏腑、气血，以使机体维持稳态。张仲景所创立的小柴胡汤是和解少阳的经典方剂，通过柴胡配黄芩，外解内清，佐以人参、甘草则有补泻兼顾之意，半夏辛开苦降之性，又可调和气机。

唐宋金元时期，医家们进一步丰富了和法的医疗实践。南宋成无己明确了和法的内涵及适应证、代表方剂，虽仅有和解少阳一法，但其立法思路为和法的发展指引了方向。金元时期的刘完素和李东垣推崇成无己的和解理论，认为半表半里之邪，汗吐皆不得法，当和解为要，且和解剂药性平和。

明清时期，张景岳在《黄帝内经》和《伤寒论》的基础上，对广义和法进行具体阐述，创立"补、和、攻、散、寒、热、固、因"八阵，其中"和阵"就是对和法理论的阐述和具体运用。张景岳认为，和法并不是单指和解一法，而是"和其不和者"，亦即八阵中其他治法的综合运用。

二、和法的内涵与作用

和法的作用缓和，性质平和，兼顾整体，内涵丰富，应用广泛，适应证复杂。其通过和解少阳、分消上下、疏利透达，以及调和肝脾、护养肠胃、抑阳益阴、益脾抑肝、益肺抑肝等作用，以治疗少阳病

（邪在半表半里）、脏气不平所致病证。

具体来说，和法主要具有和解少阳、透达膜原、调节脏气不平、分消走泄、调和阴阳、调和寒热等作用，亦有疏通气机、透热外达、祛痰化湿之效。以下逐一进行说明。

和解少阳：少阳位于半表半里之间，邪在其中。治疗时既要疏解半表之邪，又要清泄半里之邪，只宜用和解少阳一法，使邪气从表里同时分消，以达和里解表、祛除半表半里之邪、疏畅气机的目的。

透达膜原：膜原位于半表半里之间，邪在其中。治疗时运用和法方药，既要温燥湿浊、芳香化湿，又要疏利透达，能破戾气所结，除伏邪之盘踞，直达膜原，使邪气溃败，速离膜原。

调节脏气不平：和法通过扶弱制亢、协调阴阳、抑肝理脾、调理气机，达到疏肝理脾、抑肝扶脾等目的，使肝脾协调、脏气功能平衡。

调和阴阳：通过运用和法的调和、调理之作用，扶弱制亢、协调阴阳，使阴阳平衡，达到病愈的目的。

分消走泄：通过宣气化湿、清利小便、导泻大便的方法，以宣展气机、泄化三焦邪热及痰湿，使病邪得以分消。

调和气血：和法通过调和气血平衡，恢复自身气血、阴阳之稳定和谐，以扶正祛邪，和血通络。

✿ 第五节　温清补消法的拓展应用 ✿

温清补消法是中医治疗的重要法则，各自具有独特的适应证和作用机制。随着中医临床实践的不断发展和对疾病认识的深入，这些治法在传统应用的基础上，也得到了进一步的拓展和创新，为更多复杂

走进中医

疾病的治疗提供了有效的手段。

一、温法的拓展应用

温法主要用于治疗里寒证，通过温里、祛寒、回阳、通脉等手段，以消除脏腑经络的寒邪。温法主要有温中散寒、温经散寒、回阳救逆三类。

案例：脾胃虚寒证

患者表现为胃脘隐痛、喜暖或喜按、纳呆、神疲乏力、形体消瘦、便溏等症状。这是典型的脾胃虚寒证。根据中医理论，脾胃虚寒，阳气不足，治疗宜用温法。临床上可选用党参、炒白术益气健脾，干姜、炒白术温中健脾，附子、肉桂温补命火。兼呕吐者，以吴茱萸、生姜温中降逆止呕；兼呃逆者，以丁香、柿蒂温中降逆止呃；兼气逆者，以紫苏梗、荜茇温中理气。通过温阳健脾，恢复脾胃功能，从而达到治疗目的。

二、清法的拓展应用

清法主要用于治疗里热证，通过清泻气分、透营转气、凉血散血、泻火解毒等手段，以清除体内温热火毒之邪。

案例：胃热炽盛证

患者表现为胃脘灼痛、嘈杂泛酸、口干口苦、渴喜冷饮、便秘尿黄等症状。这是胃热炽盛证的表现。根据中医理论，胃热炽盛，热毒内蕴，治疗宜用清法。临床上可选用连翘、蒲公英、黄芩、黄连等清热泻火解毒的药物。若兼湿热者，可加龙胆草、玉米须、六一散等清热化湿或芳香化湿的药物。通过清热泻火，解毒利湿，从而达到治疗目的。

三、补法的拓展应用

补法主要用于治疗虚证，通过补益、滋养人体气血阴阳，或加强脏腑功能，以主治因气、血、阴、阳不足或脏腑虚弱所引起的虚证。

案例：脾胃气虚证

患者表现为胃脘隐痛或腹胀、喜暖或喜按、纳呆、神疲乏力、形体消瘦、便溏等症状。这是脾胃气虚证的表现。根据中医理论，脾胃气虚，气血生化无源，治疗宜用补法。临床上可选用党参、炒白术益气健脾，山药、白扁豆健脾、化湿、止泄。气虚甚者，可选用黄芪、升麻益气升提。通过补益脾胃，恢复气血生化之源，从而达到治疗目的。

四、消法的拓展应用

消法主要用于治疗邪结在里而未尽实者，通过消食导滞和消坚散结等手段，消除体内因气、血、痰、水、虫、食等久积而成的有形之痞结症块。

案例：痰饮内停证

患者表现为背寒如掌大、全身困痛、心悸气短、畏寒自汗、胸腹痞满胀闷、痰多色白等症状。这是痰饮内停证的表现。根据中医理论，痰饮为阴邪，易伤阳气，治疗宜用消法。临床上可选用苓桂术甘汤健脾渗湿、通阳利水消饮。通过温阳化饮，消除痰饮，从而达到治疗目的。

第十四章 针灸、推拿——非药物疗法的魅力

在当今的医疗领域，药物治疗固然占据着重要地位，但非药物疗法也日益受到人们的关注和重视。针灸、推拿作为中国传统医学的瑰宝，历经数千年的传承与发展，以其独特的治疗方式和显著的疗效，展现出了非药物疗法的无穷魅力。

第一节　针灸、推拿的历史渊源

针灸、推拿作为中国传统医学的重要组成部分，拥有悠久而丰富的历史渊源，它们在数千年的传承与发展中，为人类的健康作出了卓越贡献。

一、针灸的历史渊源

（一）起源与发展

针灸的历史可以追溯到远古时期。据传说，在原始社会，人们在与自然环境的斗争中，偶然发现身体某些部位受到刺激后，疼痛或疾病会得到缓解。例如，当人们在劳作中被石头、荆棘刺伤某些部位时，可能会意外地发现原有的病痛减轻了。这种基于实践的偶然发现，便是针灸起源的雏形。

随着时间的推移，人们开始有意识地运用这种方法来治疗疾病。《黄帝内经》中详细论述了经络系统、穴位分布，以及针灸的治疗原则和方法，为后世针灸学的发展奠定了坚实的基础。

（二）古代医家的贡献

从战国时期到明代，众多医家都对针灸学的发展作出了重要贡献。战国时期的扁鹊，是我国历史上著名的医学家，他精通多种医术，其中就包括针灸。据《史记·扁鹊仓公列传》记载，扁鹊曾用针灸治疗虢国太子的"尸厥"症，使其起死回生，这一案例显示了当时针灸技术的高超水平，以及在危急病症治疗中的应用。

唐代的孙思邈是另一位对针灸学发展有着重要影响的医家。他在其所著的《备急千金要方》和《千金翼方》中，广泛收集了前代针灸医家的经验和理论，并结合自己的临床实践，对针灸学进行了全面的总结和发展。

明代的李时珍不仅是著名的药物学家，其对针灸学也有深入的研究。他在《本草纲目》中，虽然主要以药物研究为主，但也涉及了一些针灸穴位与药物的配合应用，以及对针灸治疗原理的探讨，进一步丰富了针灸学的内容。

二、推拿的历史渊源

（一）起源与早期应用

推拿的起源同样可以追溯到远古时代。在原始社会，人们在劳动和生活中，因受伤而本能地用手抚摸、按压受伤部位以减轻疼痛，这就是推拿的最初起源。随着社会的发展，推拿逐渐从简单的本能动作演变为一种系统的治疗方法。

在古代，推拿被广泛应用于医疗、保健和养生等领域。《黄帝内经》中"按摩勿释，著针勿斥，移气于不足，神气乃得复"，明确说明了推拿在调节气血、恢复身体功能方面的作用，强调了推拿与针灸在治疗中的协同作用。

（二）不同历史时期的发展

唐代是推拿发展的一个重要时期。当时，推拿成为宫廷医学的重要组成部分，受到皇室的重视。宫廷中设立了专门的推拿机构，培养了专业的推拿人才，推拿技术得到了进一步的规范和提高。

宋代，推拿的应用更加广泛，不仅在宫廷和医疗机构中得到应用，还逐渐传播到民间。随着医学的发展，推拿的理论和技术也不断丰富和完善。如《小儿按摩经》便系统地阐述了小儿推拿的穴位、手法和治疗适应证等，为小儿推拿的发展奠定了基础。

明清时期，推拿流派逐渐形成，各具特色。如一指禅推拿流派，以其独特的手法和精湛的技艺而闻名。一指禅推拿强调以拇指为主要操作手指，通过推、拿、按、摩等手法，作用于人体的经络穴位，达到治疗疾病和保健养生的目的。

第二节　针灸疗法的科学原理

针灸作为中国传统医学的瑰宝，其独特的治疗方式和显著的疗效背后蕴含着深刻的科学原理。历经数千年的实践与探索，针灸疗法在现代科学的研究下，逐渐揭示出其与人体生理、病理机制之间的紧密联系。

一、经络学说——针灸疗法的理论基础

针灸疗法的理论基础主要源于中医的阴阳五行理论和经络学说。阴阳五行理论认为，人体是一个阴阳平衡、五行相生的整体，当阴阳失衡或五行失调时，就会导致疾病的发生。而经络学说则认为，经络是运行气血、联系脏腑和体表及全身各部的通道，是人体功能的调控系统。针灸通过刺激经络上的特定穴位，可以疏通经络，调节气血，使机体恢复到正常的生理状态。

在临床实践中，针灸医生根据经络学说来诊断和治疗疾病。例如，对于头痛患者，医生会根据头痛的部位和性质，结合经络循行路线来判断是哪条经络出现了问题。如果是前额头痛，通常认为与阳明经有关；偏头痛则与少阳经相关；脑后疼痛可能与太阳经有关。据此，医生会在相应的经络穴位上进行针刺治疗。

典籍《黄帝内经·灵枢·经脉》中记载："大肠手阳明之脉，是动则病齿痛，颈肿。是主津液所生病者，目黄、口干、鼽衄、喉痹、肩前臑痛，大指次指痛不用。"说明阳明经与牙齿、颈部、眼睛、口腔等部位的疾病有关。

二、穴位作用——针灸治疗的关键靶点

（一）穴位的特异性与相关性

穴位是经络上的特殊点，它们具有较高的敏感性和反应性。每个穴位都与特定的经络和脏腑相关联，通过刺激不同的穴位，可以产生不同

的治疗效果。这种穴位与经络、脏腑之间的特定联系，构成了针灸治疗的基础。据《针灸甲乙经》记载："足三里，主胃中寒，心腹胀满，肠鸣，脏气虚惫，真气不足，腹痛食不下，大便不通，心闷不已，卒心痛。"临床实践中，对于脾胃虚弱、消化不良的患者，经常针刺或艾灸足三里穴，能够改善患者的胃肠功能，增加食欲，缓解腹胀等症状。

（二）穴位的神经生物学机制

现代科学研究表明，穴位与神经系统有着密切的联系。穴位区域通常富含神经末梢、神经束和神经丛等神经组织。当针刺穴位时，会刺激这些神经组织，产生神经冲动，通过神经传导通路传递到中枢神经系统。中枢神经系统接收到这些信号后，会进行整合和调节，从而引起身体的一系列生理反应，包括调节内分泌、免疫、心血管等系统的功能。

三、生物电与气血调节

（一）人体生物电现象与针灸的关系

人体是一个复杂的生物电系统，细胞内外存在着电位差，各种生理活动都伴随着生物电的变化。经络系统被认为与人体的生物电传导密切相关。当经络气血通畅时，生物电的传导正常；当经络受阻时，生物电的传导会出现异常。针灸通过刺激穴位，可以调节人体的生物电活动，使生物电恢复正常的传导状态，从而促进身体的康复。

（二）气血调节与针灸疗效

中医认为，气血是维持人体生命活动的基本物质，气血的运行状态与人体的健康密切相关。针灸通过调节经络气血的运行，达到扶正祛邪、平衡阴阳的目的。当人体气血不足时，针灸可以激发人体的正气，促进气血的生成和运行；当人体气血运行不畅或受到邪气阻滞时，针灸可以疏通经络，使气血恢复通畅。

四、神经内分泌免疫调节网络

（一）针灸对神经内分泌系统的调节

针灸可以调节人体的神经内分泌系统，影响激素的分泌和代谢。研究发现，针刺可以调节下丘脑－垂体－肾上腺轴（HPA轴）、下丘脑－垂体－甲状腺轴（HPT轴）等内分泌轴的功能。例如，针刺可以降低应激状态下HPA轴的过度激活，减少皮质醇等应激激素的分泌，从而缓解应激反应对身体的不良影响。

（二）针灸对免疫系统的调节

针灸还具有调节免疫系统功能的作用。它可以增强机体的免疫力，提高白细胞的活性和数量，促进免疫因子的分泌，增强机体的抗病能力。同时，针灸也可以调节免疫失衡状态，对于一些自身免疫性疾病，如类风湿关节炎、系统性红斑狼疮等，有一定的辅助治疗作用。

一项针对类风湿关节炎患者的研究发现，通过针刺特定穴位，患者的关节疼痛、肿胀等症状得到缓解，同时血液中炎症因子的水平降低，免疫功能得到改善。这表明针灸可以通过调节神经内分泌免疫网络，对多种疾病产生治疗效果。

第三节　推拿手法的多样性与技巧

推拿作为一种传统的中医疗法，其手法丰富多样，各具特色，蕴含着深厚的技巧和智慧。这些手法通过不同的方式作用于人体，以达到治疗疾病、缓解疼痛、促进康复和保健养生的目的。

一、推拿手法的多样性

（一）按　法

操作方式：用手指、手掌或肘等部位着力于体表一定的部位或穴位上，逐渐用力下压，按而留之。按法可分为指按法、掌按法和肘按法等。

应用场景与效果：指按法常用于穴位的精准刺激，如按揉足三里穴，可调节脾胃功能，促进消化。《黄帝内经·素问·举痛论》中记载："寒气客于肠胃之间，膜原之下，血不得散，小络急引故痛，按之则血气散，故按之痛止。"

（二）揉　法

操作方式：以手指、手掌大鱼际或掌根等部位，在体表的穴位或部位上做轻柔缓和的回旋揉动。揉法可分为指揉法、鱼际揉法和掌揉法等。

应用场景与效果：指揉法常用于面部、眼部等精细部位的按摩，如揉睛明穴可缓解眼部疲劳、改善视力。鱼际揉法适用于治疗各种软组织损伤及劳损，如肩部的软组织损伤，通过鱼际揉法在疼痛部位进行揉动，能促进局部血液循环，加快损伤组织的修复。掌揉法多用于腹部，可帮助调节胃肠蠕动，缓解胃肠不适。

（三）推　法

操作方式：用指、掌或肘部等着力于体表一定部位或穴位上，进行单方向的直线推动。推法可分为指推法、掌推法和肘推法等。

应用场景与效果：指推法常用于经络穴位的疏通，如沿膀胱经进行指推，可调节膀胱经的气血运行，起到排毒养颜、强身健体的作用。掌推法多用于面积较大的部位，如背部、腿部等，具有疏通经络、活血化瘀的功效。

（四）拿　法

操作方式：用拇指和其余手指相对用力，捏住一定部位的肌肤，逐渐用力内收并提起，进行一紧一松地拿捏。

应用场景与效果：拿法常用于治疗肌肉酸痛、痉挛等症状。如拿肩井穴，可缓解肩部肌肉的紧张，改善颈椎病引起的肩部不适。对于长期伏案工作导致的颈部肌肉僵硬，通过拿颈部肌肉，能放松肌肉，减轻颈部疼痛和僵硬感。拿法还可用于小儿推拿，如拿小儿的手部穴位，可调节小儿的脏腑功能，增强小儿的体质。

（五）摩　法

操作方式：以手掌或手指在体表做环形或直线往返摩动。摩法可分为掌摩法和指摩法等。

应用场景与效果：掌摩法常用于腹部，如摩腹可促进胃肠蠕动，增强消化功能，对于便秘、腹胀等有较好的缓解作用。《千金要方》中记载："食毕当行步踌躇，有所修为为快也。故流水不腐，户枢不蠹，以其运动故也。"摩腹就是一种很好的运动腹部的方法。指摩法可用于面部、胸部等部位，如指摩面部可促进面部血液循环，起到美容养颜的效果；指摩胸部可缓解胸部胀满、胸闷等症状。

（六）滚　法

操作方式：用手背近小指侧部分或小指、无名指、中指的掌指关节突起部分着力，通过腕关节的屈伸和前臂的旋转运动，使手背在体表做连续不断地来回滚动。

应用场景与效果：滚法是一种放松肌肉、缓解疼痛的有效手法。常用于治疗肌肉劳损、颈椎病、肩周炎等疾病。对于因长期低头工作引起的颈椎病患者，通过滚法在颈部及肩部肌肉进行操作，能有效放松肌肉，改善局部血液循环，减轻疼痛和僵硬感。

二、推拿手法的技巧

（一）力度适中

推拿手法的力度要根据患者的年龄、体质、病情，以及部位的不同而有所差异。对于体质虚弱、儿童或老年人，手法力度要轻，以免造成损伤；对于体质强壮、肌肉丰厚的患者或急性疼痛的部位，手法力度可适当加重，但也要以患者能耐受为度。

（二）节奏均匀

推拿手法的操作要有一定的节奏，不能忽快忽慢。均匀的节奏可以使患者更好地适应手法的刺激，同时也有利于手法作用的充分发挥。一般来说，每分钟的操作次数在 60 ～ 120 次之间较为合适。

（三）动作协调

推拿手法的操作需要身体各部位的协调配合，包括手臂、手腕、手指、腰部等。例如，在进行滚法操作时，需要通过腕关节的屈伸和前臂的旋转运动来带动手背的滚动，同时腰部要适当配合发力，以保持手法的连贯性和稳定性。动作的协调不仅能提高手法的效率，还能减轻推拿医生的体力消耗，更好地为患者服务。

（四）注重穴位与经络

推拿手法的应用要结合穴位和经络的理论。在操作时，要准确找到穴位，并根据经络的走向进行手法操作。同时，了解穴位的主治功能和配伍规律，能够更好地运用推拿手法进行辨证论治。

第四节　针灸、推拿在疾病治疗中的应用

针灸、推拿作为中医传统疗法的重要组成部分，在疾病治疗中发挥着举足轻重的作用。它们通过刺激人体特定的穴位和经络，调节气血运行和阴阳平衡，达到治疗疾病、恢复健康的目的。在实际应用中，针灸、推拿往往相互结合、相互补充，共同发挥治疗作用。

一、针灸在疾病治疗中的应用

针灸疗法包括针刺和艾灸两种主要方式，通过刺激人体穴位，调节经络气血，达到治疗疾病的效果。《黄帝内经·灵枢·经脉》中提到："经脉者，所以能决死生，处百病，调虚实，不可不通。"说明针灸通过刺激经络，可以调节人体阴阳平衡，治疗各种疾病。

案例：针灸治疗顽固性呃逆

呃逆，中医称为"哕"，是指胃气上逆动膈，逆气上冲，喉间呃呃连声，难以自制的病证。顽固性呃逆则指呃逆久治不愈，病症反复加深的病理过程。

一位46岁的男性公务员，因长期工作压力大，经常伏案工作至深

夜，导致肩颈问题、失眠抑郁，并出现顽固性呃逆。针灸师根据中医理论，将主穴选在阳明经和厥阴经上，如足三里、期门、胃俞、肝俞等，通过针刺调节脾胃功能和肝经气血，达到治疗呃逆的目的。经过八次针灸治疗，患者呃逆症状完全消失，且两年未见复发。

二、推拿在疾病治疗中的应用

《推拿大成》是古代推拿专著之一，对推拿手法和穴位有系统的整理和归纳。如书中提到："推拿者，推而行之，拿而散之，使气血流通，经络舒畅，则病愈矣。"推拿疗法通过医生的手法，如揉、推、按、捏等，作用于人体特定部位或穴位，以达到舒筋活络、缓解疼痛、调理脏腑功能等效果。

案例：推拿治疗颈椎病

颈椎病是一种常见的慢性疾病，主要表现为颈部疼痛、僵硬、头晕、手麻等症状。一位 35 岁的女性白领，因长期伏案工作，导致颈椎病发作。她选择了推拿治疗，推拿师通过揉法、推法、按法等手法，重点作用于颈部肌肉和穴位，如风池、肩井、大椎等，通过疏通经络、缓解肌肉紧张，达到治疗颈椎病的目的。经过一个疗程的推拿治疗，患者颈部疼痛、僵硬症状明显减轻，头晕、手麻症状也有所改善。

三、针灸、推拿在疾病治疗中的综合应用

针灸、推拿在疾病治疗中往往不是孤立存在的，而是相互结合、相互补充的。它们通过不同的手法和穴位刺激，共同调节人体阴阳平衡和气血运行，达到治疗疾病的目的。

案例：针灸、推拿治疗失眠

失眠是一种常见的睡眠障碍，主要表现为入睡困难、睡眠质量差、易醒等症状。一位 40 岁的女性患者，因工作压力大、生活节奏快导致长期失眠。她选择了针灸、推拿综合治疗。针灸师通过针刺头部和背部的穴位，如百会、神门、心俞等，调节心神和气血；推拿师则通过揉法、按法等手法，作用于头部和颈部的肌肉和穴位，如太阳穴、风池穴等，缓解肌肉紧张和头痛症状。经过一个疗程的针灸、推拿综合治疗，患者失眠症状明显减轻，睡眠质量得到改善。

第五节　针灸、推拿的保健养生作用

针灸、推拿作为中国传统医学的瑰宝，不仅在疾病治疗方面有着显著的疗效，在保健养生领域也发挥着重要的作用。它们通过调节人体的气血、经络和脏腑功能，达到预防疾病、强身健体、延缓衰老的目的。

一、针灸的保健养生作用

（一）调节气血，增强免疫力

针灸可以通过刺激穴位，调节人体的气血运行，使气血通畅，脏腑功能协调。气血是人体生命活动的物质基础，气血充足则身体强健，免疫力提高。《黄帝内经·灵枢·本脏》中记载："人之血气精神者，所以奉生而周于性命者也。"强调了气血对人体健康的重要性。

（二）疏通经络，调和阴阳

经络是人体气血运行的通道，经络通畅则人体各项生理功能正常。

针灸能够疏通经络，调节经络气血的盛衰，使阴阳平衡。当人体阴阳失调时，会出现各种不适和疾病。《黄帝内经·素问·阴阳应象大论》中说："阴阳者，天地之道也，万物之纲纪，变化之父母，生杀之本始，神明之府也。治病必求于本。"这里的"本"即指阴阳。

（三）延缓衰老，美容养颜

针灸在延缓衰老和美容养颜方面也有一定的作用。随着年龄的增长，人体的脏腑功能逐渐衰退，气血运行不畅，皮肤失去光泽和弹性，易出现皱纹、色斑等问题。针灸可以通过调节脏腑功能，促进气血运行，改善皮肤的营养供应，从而达到延缓衰老、美容的效果。

古代文献中也有关于针灸美容的记载，如《千金翼方》中提到："面上常欲得两手摩拭之，使热，高下随形，皆使极匝，令人面色有光泽，皱斑不生。"虽然这里说的是手部按摩面部，但也反映了通过刺激面部来达到美容的理念，而针灸对面部的刺激更为精准和有效。

二、推拿的保健养生作用

（一）促进血液循环，放松身心

推拿通过手法作用于人体体表，能够促进局部和全身的血液循环。推拿手法的挤压、揉摩等动作可以使血管扩张，血液流速加快，从而为组织器官提供更充足的营养和氧气，促进新陈代谢。同时，推拿还能放松肌肉，缓解肌肉紧张和痉挛，减轻身体的疲劳感。

《医宗金鉴·正骨心法要旨》中说："按其经络，以通郁闭之气；摩其壅聚，以散瘀结之肿，其患可愈。"说明推拿在疏通经络、消散瘀滞方面的作用，而促进血液循环和放松身心正是其具体体现。

（二）增强脏腑功能，预防疾病

推拿对脏腑功能有一定的调节作用。通过腹部推拿可以促进胃肠蠕动，增强消化功能，预防和治疗消化不良、便秘等胃肠疾病。例如，顺时针摩腹可以促进肠道的蠕动，帮助排便；按摩腹部的中脘穴、天枢穴等穴位，能够调节胃肠的气机，改善胃肠的消化吸收功能。对于一些脾胃虚弱的人，经常进行腹部推拿可以增强脾胃功能，提高身体的营养吸收能力，从而增强体质，预防疾病。

（三）调节筋骨，维持身体平衡

推拿在调节筋骨方面也有重要作用。它可以纠正关节的错位和紊乱，维持脊柱及四肢关节的正常生理曲度，保持身体的平衡和正常的运动功能。长期不良的姿势或过度劳累容易导致脊柱侧弯、颈椎病、腰椎间盘突出等问题，推拿可以通过手法整复和放松肌肉，缓解这些问题带来的不适。

第十五章　中医养生——未病先防的智慧

中医养生一直秉持着"未病先防"的智慧理念，强调通过调节人体内外环境的平衡，达到预防疾病、增强体质、延年益寿的目的。

第一节　中医养生的核心理念

中医养生，作为中国传统文化的重要组成部分，其核心理念根植于阴阳平衡、气血调和、顺应自然，以及个体化养生等多个方面。这些理念不仅体现了中医对生命本质和疾病成因的深刻理解，也为现代人提供了宝贵的健康养生指南。

一、阴阳平衡：生命之根本

阴阳学说，是中医理论的核心之一，它认为宇宙万物皆由阴阳两种相反相成的力量构成，人体亦不例外。《黄帝内经·素问·阴阳应象大论》中提到："阴阳者，天地之道也，万物之纲纪，变化之父母，生杀之本始，神明之府也。"阴阳平衡是人体健康的基础，一旦阴阳失衡，就会导致疾病的发生。《黄帝内经·灵枢·本神》中也说："是故血和则经脉流行，营复阴阳，筋骨劲强，关节清利矣。"

孔子在养生方面就十分注重阴阳平衡，他强调"食不语，寝不言"，通过合理的饮食和作息来维护身体的阴阳平衡。据《论语》记载，孔子在饮食上讲究"八不食"，即"食饐而餲，鱼馁而肉败，不食。色恶，不食。臭恶，不食。失饪，不食。不时，不食。割不正，不食。不得其酱，不食。肉虽多，不使胜食气"。这种饮食上的节制与选择，正是为了保持身体的阴阳平衡。

二、气血调和：健康之源

气血是构成人体和维持生命活动的基本物质。中医认为，气血调和是人体健康的重要标志，气血不畅则会导致疾病。《黄帝内经·素问·调经论》中提到："人之所有者，血与气耳。"《黄帝内经·素问·生气通天论》中说："阳气者，若天与日，失其所，则折寿而不彰。"这都强调了阳气（即人体内的正气、热能）对人体健康的重要性，而气血的调和正是维持阳气充足的关键。

乾隆皇帝是清朝历史上在位时间最长的皇帝，享年89岁，他的养生之道就是十分注重气血调和。他坚持"十常四勿"的养生方法，即"齿常叩，津常咽，耳常弹，鼻常揉，睛常运，面常搓，足常摩，腹常旋，肢常伸，肛常提；食勿言，卧勿语，饮勿醉，色勿迷"。这些方法通过调节身体的各个部位，促进气血流通，达到养生延年的目的。

三、顺应自然：养生之要

中医认为，人与自然是一个整体，人的健康与自然环境密切相关。顺应自然规律，调整起居饮食，是中医养生的重要原则。《黄帝内经·素问·四气调神大论》中提到："春三月，此谓发陈，天地俱生，万物以荣，夜卧早起，广步于庭，被发缓形，以使志生。"强调了顺应自然规律养生的重要性。同时，《黄帝内经·素问·五常政大论》也提到："夫五运之政，犹权衡也，高者抑之，下者举之，化者应之，变者复之，此生长收藏之理，气之常也。"强调了自然界的变化规律对人体健康的影响，以及顺应自然规律养生的重要性。

庄子在养生方面主张"心斋""坐忘"，追求精神自由与宁静。他强调与自然和谐相处，通过内心的修炼来达到养生的目的。据《庄子·内篇·大宗师》记载，庄子曾"坐忘"七日，达到物我两忘的境界，这正是顺应自然、与自然和谐相处的极致表现。

四、个体化养生：因人而异

中医养生强调个体化，认为每个人的体质、年龄、性别、生活习惯等都有所不同，因此养生方法也应因人而异。《黄帝内经·素问·异法方宜论》中提到："西方者，金玉之域，沙石之处，天地之所收引也。其民陵居而多风，水土刚强，不衣而褐荐，其民华食而脂肥，故邪不能伤其形体，其病生于内。"这说明了不同地区、不同体质的人应有不同的养生方法。

孙思邈是唐代著名的医药学家和养生家，他提倡"养性"，注重道德修养与养生结合。他根据自己的体质和生活环境，制定了一套独特的养生方法，包括饮食调养、运动锻炼、心理调适等方面。据《千金要方》记载，孙思邈晚年仍身体健康、精神矍铄，这正是他个体化养生方法的成功体现。

第二节　饮食调养的艺术

饮食调养是中医养生的重要组成部分，它蕴含着丰富的智慧和独特的艺术。通过合理的饮食选择、搭配，以及饮食习惯的养成，能够达到滋养身体、预防疾病、促进健康的目的。

一、饮食的合理搭配

（一）五谷为养

五谷是指稻、黍、稷、麦、豆等谷物，它们是人体所需能量的主要来源，富含碳水化合物、蛋白质、维生素和矿物质等营养成分。《黄帝内经》中提到："五谷为养，五果为助，五畜为益，五菜为充，气味合而服之，以补精益气。"此句强调了五谷在饮食中的基础地位。

例如，大米具有补中益气、健脾养胃的功效；小麦可养心安神、除烦止渴。在日常生活中，应保证每餐都有适量的谷物摄入，以维持身体的正常运转和能量供应。对于一些脾胃虚弱的人，可多食用小米粥，小米性温，能健脾和胃，有助于改善消化功能。

（二）五果为助

五果包括枣、李、杏、栗、桃等水果，以及其他一些坚果类食物。水果富含维生素、矿物质、膳食纤维和植物化学物质等，对人体健康具有重要的辅助作用。

不同的水果具有不同的功效。如苹果具有生津止渴、润肺除烦、健脾益胃等作用；香蕉可润肠通便、清热解毒。但水果也不能过量食用，因其含有较多的糖分，过量摄入可能会导致血糖升高。例如，对于糖尿病患者，在选择水果时应谨慎，可选择一些低糖水果，如柚子、草莓等，并注意控制食用量。

（三）五畜为益

五畜是指牛、羊、猪、鸡、鸭等家畜、家禽，以及鱼类等动物性食物。它们富含优质蛋白质、脂肪、维生素和矿物质等，对人体生长发育、维持身体机能具有重要意义。

中医还注重根据不同的体质和季节选择合适的肉类。如阳虚体质的人在冬季可适当多食用羊肉，羊肉性温，具有补肾壮阳、温中暖胃的功效。《本草纲目》记载："羊肉能暖中补虚，补中益气，开胃健身，益肾气，养胆明目，治虚劳寒冷，五劳七伤。"

（四）五菜为充

五菜是指各种蔬菜，它们是人体膳食纤维、维生素、矿物质和抗氧化物质的重要来源。蔬菜能够补充人体所需的营养物质，促进胃肠蠕动，保持肠道通畅，预防便秘和其他肠道疾病。

在饮食中应保证每餐都有多种蔬菜搭配食用，以获取更全面的营养。例如，一道简单的蔬菜沙拉，可包含生菜、黄瓜、西红柿、胡萝卜等多种蔬菜，既能满足口感需求，又能提供丰富的营养。

二、饮食的性味与人体体质

（一）食物的性味

中医将食物分为寒、热、温、凉四种不同的性味，此外还有平性。寒性食物如苦瓜、西瓜、绿豆等，具有清热泻火、解毒凉血的作用，但过多食用可能会损伤阳气；热性食物如辣椒、花椒、羊肉等，具有温中散寒、助阳补火的功效，但多摄入过多容易导致上火；温性食物如生姜、大枣、桂圆等，能温中散寒、益气养血；凉性食物如芹菜、菠菜、梨等，有清热润燥、生津止渴的作用；平性食物如大米、玉米、山药等，性质平和，适合大多数人食用。

（二）体质与饮食的关系

人的体质各不相同，中医将体质分为平和质、气虚质、阳虚质、阴虚质、痰湿质、湿热质、血瘀质、气郁质、特禀质等九种类型。不同体质的人对食物的耐受性和需求也不同。

平和质是最理想的体质，饮食上只需注意营养均衡、多样化即可。

气虚质的人常表现为气短乏力、易疲劳，可多食用一些具有补气作用的食物，如黄芪炖鸡、山药粥等。

阳虚质的人畏寒怕冷，可适当多吃温性食物，如韭菜、羊肉等，少吃生冷食物。

阴虚质的人常伴有口干咽燥、手足心热等症状，宜多食用一些滋阴润燥的食物，如百合、银耳、雪梨等，避免食用辛辣、温热食物。

痰湿质的人形体肥胖、腹部肥满，应少吃油腻、甜食等助湿生痰的食物，多吃一些健脾利湿的食物，如薏米、冬瓜等。

湿热质的人易生痤疮、口苦口干，可食用一些清热利湿的食物，如绿豆、苦瓜、芹菜等。

血瘀质的人面色晦暗、易有瘀斑，可适当食用一些活血化瘀的食物，如山楂、玫瑰花茶等。

气郁质的人情绪易波动、抑郁，可多吃一些疏肝理气的食物，如橙子、佛手瓜等。

特禀质的人容易过敏，饮食上应避免食用过敏原，如海鲜、牛奶等，可多食用一些具有抗过敏作用的食物，如红枣、蜂蜜等。

三、饮食的节制与宜忌

（一）饮食有节

定时定量：定时进餐能够使胃肠消化液的分泌形成规律，有利于食物的消化和吸收。同时，要根据个人的年龄、性别、体力活动等因素合理控制饮食量，避免过饥或过饱。

细嚼慢咽：细嚼慢咽有助于食物的充分咀嚼和消化液的分泌，减轻胃肠负担，同时还能增加饱腹感，避免进食过多。

（二）饮食宜忌

因病忌口：患有某些疾病时，应根据病情避免食用一些不利于疾病恢复的食物。如糖尿病患者应控制糖分的摄入，少吃甜食和高糖水果；高血压患者应减少钠盐的摄入，避免食用腌制食品和高盐食品；痛风患者应限制高嘌呤食物的摄入，如动物内脏、海鲜、啤酒等。

因时忌口：不同的季节，人体的生理特点和需求也不同，饮食宜忌也有所差异。如夏季应少吃辛辣、温热食物，以免上火；冬季应少吃生冷食物，以免损伤阳气。在季节交替时，尤其要注意饮食的调整，适应气候变化。

因体质忌口：如前所述，不同体质的人对食物的耐受性不同，应根据自己的体质选择适合的食物，避免食用一些可能引起不适或加重体质偏颇的食物。例如，阳虚体质的人应少吃寒性食物，阴虚体质的人应少吃热性食物。

第三节　起居有常的养生之道

起居有常强调人的生活起居应遵循自然界的规律，以达到调和阴阳、增强体质、预防疾病的目的。

一、起居有常的基本内涵

起居有常，简而言之，就是人的生活起居要有规律，包括睡眠、起床、饮食、劳作、休息等各个方面。这一原则要求人们顺应自然界的昼夜更替和四季轮转，使人体生命活动与大自然的规律相应相参，从而达到养生的目的。

二、顺应四季的起居调养

中医养生强调"天人合一"，认为人的起居应顺应四季的变化，以达到与自然界的和谐统一。

春季：春季是万物复苏、阳气升发的季节。根据《黄帝内经》中的描述："春三月，此谓发陈。天地俱生，万物以荣。夜卧早起，广步于庭。披发缓形，以使志生。"这意味着在春季，人们应晚睡早起，多进行户外活动，以顺应阳气的升发，同时保持心情的舒畅，有助于肝气的疏泄。

夏季：夏季是万物繁茂、阳气旺盛的季节。根据《黄帝内经》的描述："夏三月，此为蕃秀。天地气交，万物华实。夜卧早起，无厌于日，使志无怒。"这意味着在夏季，人们应晚睡早起，不要厌烦白天时间长，保持心情平和，有助于心气的养护。

秋季：秋季是万物成熟、阳气收敛的季节。根据《黄帝内经》的描述："秋三月，此为容平。天气以急，地气以明。早卧早起，与鸡俱兴。使志安宁，此秋气之应，养收之道也。"这意味着在秋季，人们应早睡早起，保持神志的安宁，有助于肺气的养护。

冬季：冬季是万物潜伏、阳气闭藏的季节。根据《黄帝内经》的描述："冬三月，此为闭藏。水冰地坼，无扰乎阳。早卧晚起，必待日光。使志若伏若匿。此冬气之应，养藏之道也。"这意味着在冬季，人们应早睡晚起，等待日光显露后再起床，保持神志的平稳安静，有助于肾气的养护。

第四节　情志调护的重要性

情志，即人的情绪和情感，是人类心理活动的重要表现形式。在中医理论中，情志与人体的健康密切相关，情志调护更是养生保健和疾病治疗中不可或缺的一环。正确认识和重视情志调护，对于维护身心健康、预防和治疗疾病具有至关重要的意义。

一、情志与脏腑的密切关系

中医认为，情志活动与五脏六腑密切相关，正常的情志活动有助于气血的正常运行，过度或异常的情志活动则可能导致气机紊乱，进而影响脏腑功能，引发疾病。《黄帝内经》中明确指出："怒则气上，喜则气缓，悲则气消，恐则气下，惊则气乱，思则气结。"这描述了不同情志活动对人体气机的影响。具体而言，喜、怒、忧、思、悲、恐、惊七情，分别对应心、肝、脾、肺、肾等脏腑。例如，喜伤心、怒伤肝、思伤脾、忧伤肺、恐伤肾，这些都是中医情志理论中的经典观点。

二、情志失调的危害

情志失调是指情绪活动过度或持续不正常，导致气血运行失常，进而引发各种疾病。中医认为，情志失调不仅可以引发精神疾病，如抑郁症、焦虑症等，还可以通过影响脏腑功能，导致身体的各种疾病。例如，长期愤怒会使肝气郁结，引发高血压、肝炎等疾病；过度思虑则可能导致脾胃虚弱，出现消化不良、胃溃疡等问题。

三、情志调护的方法

情志调护的方法多种多样，包括心理调整、情感疏导、放松训练，以及传统的中医手段如针灸、推拿、药膳等。这些方法旨在调和情志，恢复气血的正常运行，从而达到防病治病的目的。

心理调整：主要通过认知行为疗法等手段，帮助患者认识和改变不良的情绪反应。例如，通过心理咨询，引导患者正确面对生活中的挫折和压力，调整心态，保持积极乐观的生活态度。

情感疏导：通过谈心、艺术疗法等方式，帮助患者表达和释放情绪。例如，通过写日记、绘画、唱歌等方式，将内心的情感表达出来，以达到缓解压力、舒缓情绪的目的。

放松训练：包括深呼吸、冥想、瑜伽等，有助于减轻精神压力，放松身心。这些方法通过调节呼吸和身体的姿势，使人体进入一种放松的状态，从而缓解紧张和焦虑。

中医传统手段：如针灸、推拿、药膳等。针灸通过刺激人体的穴位，调节气血的运行；推拿通过按摩人体的经络和穴位，达到舒筋活络、调和气血的目的；药膳则通过食物的性味和归经，调养脏腑，调和情志。

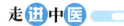

🍃 第五节　中医养生的现代应用 🍃

中医养生在现代社会的应用不仅体现了传统文化的传承和发展，更体现了人们对健康生活的追求和向往。通过中医养生的实践，人们可以更好地了解自己的身体和需求，从而制定个性化的养生方案，提高生活质量。

一、健康管理中的应用

（一）体质辨识与个性化养生方案制定

中医强调个体差异，通过体质辨识将人群分为不同的体质类型，如平和质、气虚质、阳虚质、阴虚质、痰湿质、湿热质、血瘀质、气郁质、特禀质等。每种体质具有不同的特征和易患疾病倾向，因此可以根据体质制订个性化的养生方案。

这与《黄帝内经》中"因人制宜"的思想相契合，如《黄帝内经·素问·五常政大论》所说："西北之气，散而寒之，东南之气，收而温之，所谓同病异治也。"强调了根据不同地域和个体体质的差异进行治疗和养生的重要性。

（二）健康体检与中医养生干预相结合

现代健康管理注重定期体检，以早期发现潜在的健康问题。中医养生可以与健康体检相结合，在体检指标的基础上，运用中医的望、闻、问、切等方法进行综合评估。对于一些处于亚健康状态的人群，如疲劳、失眠、焦虑、消化不良等，通过中医养生干预进行调理。

二、慢性病防治中的应用

（一）高血压的中医养生调理

高血压是一种常见的慢性病，中医养生在其防治中具有独特优势。在饮食方面，提倡低盐、低脂、低糖饮食，增加蔬菜、水果、全谷物的摄入，同时可食用一些具有降压作用的食物，如芹菜、海带、山楂等。

此外，中医还可采用中药调理、穴位按摩等方法辅助治疗。例如，按摩太冲穴、涌泉穴等穴位，有平肝潜阳、补肾益精的作用，对血压的稳定有一定帮助。正如《黄帝内经·素问·至真要大论》所说："疏其血气，令其调达，而致和平。"

（二）糖尿病的中医养生干预

对于糖尿病患者，中医养生强调综合管理。饮食上，控制总热量摄入，合理搭配碳水化合物、蛋白质、脂肪的比例，增加膳食纤维的摄入，可适当食用一些具有降糖作用的食物，如山药、苦瓜、玉米须等。

运动是控制血糖的重要手段之一，选择适合自己的运动方式，如散步、慢跑、游泳等，坚持定期运动，有助于提高胰岛素敏感性，降低血糖水平。

三、康复理疗中的应用

（一）骨折术后的中医康复

骨折手术后，患者需要进行康复训练以恢复肢体功能。中医养生方法可以在康复过程中发挥积极作用。在饮食上，给予富含蛋白质、钙、维生素等营养物质的食物，以促进骨折愈合。

康复训练中，结合中医推拿、针灸等方法，能够缓解疼痛，促进局部血液循环，减轻肌肉痉挛，加速骨折部位的康复。例如，针灸相关穴位可以刺激神经传导，促进肌肉收缩和关节活动，提高康复效果。

（二）中风后遗症的康复调理

中风患者常遗留肢体偏瘫、言语不利等后遗症。中医养生在中风后遗症的康复中具有重要地位。通过针灸、推拿等疗法刺激经络穴位，可以促进肢体功能的恢复。同时，进行康复训练时，要注重患者的整体调理，包括饮食营养、情志调节等。

在饮食方面，根据患者的体质和病情，给予易消化、营养丰富的食物，如小米粥、蔬菜汤等。情志上，鼓励患者积极面对疾病，保持乐观的心态，配合康复治疗。例如，采用中医情志相胜法等心理疏导方法，根据患者的情绪状态，运用不同的情志刺激来调节情绪，促进康复。

四、美容养生中的应用

中医美容强调内外兼修，从整体出发调节人体的气血、脏腑功能，以达到美容养颜的目的。在面部护理方面，采用中药面膜、推拿、按摩等方法。中药面膜可以根据不同的肤质和需求，选用具有美白、祛斑、祛痘等功效的中药制成面膜，如白芷、白茯苓、珍珠粉等，帮助改善皮肤的质地和色泽。

推拿、按摩面部穴位，如睛明穴、四白穴、太阳穴等，可以促进面部血液循环，增强皮肤的弹性，减少皱纹的产生。同时，中医注重内调，通过饮食调理、中药调理等方法，改善身体的内部环境，从根本上解决美容问题。例如，对于面色萎黄、气血不足的人，可食用红枣、桂圆、当归等具有补血养颜作用的食物或中药。

五、心理调适中的应用

中医情志疗法是一种通过调节情绪来治疗心理疾病和维护心理健康的方法。它包括以情胜情法、移情易性法、顺情从欲法等。以情胜情法是根据五行相生相克的理论，用一种情志去纠正另一种情志的偏颇。移情易性法，即排遣情思，改易心志。引导患者变换注意力，或改变周围环境，使其避免与不良因素接触，从焦虑、忧思等负面情绪中抽离出来。顺情从欲法，即顺从患者的意志、情绪，满足他们身心的需要。

李先生，因工作失利而陷入长期的抑郁情绪中，对生活失去信心，食欲不振，睡眠质量差。心理咨询师采用了中医情志疗法，结合他的兴趣爱好，建议他学习太极拳。李先生在学习太极拳的过程中，逐渐沉浸其中，不仅身体得到了锻炼，而且通过与拳友的交流和互动，心情也变得开朗起来。同时，心理咨询师还采用以情胜情法，经常给他讲一些励志的故事，激发他的积极情绪，逐渐帮助他走出了抑郁的阴影。

总之，中医情志疗法可以根据患者具体情况，因症施治，帮助患者调整心态，维护身心的全面健康。

六、中医与现代科技的结合

随着科技的发展，中医养生与现代科技的结合越来越紧密。智能穿戴设备、线上平台、虚拟现实技术等现代科技手段被广泛应用于中医养生中，为现代人提供了更多便捷、高效的养生服务。

智能穿戴设备可以监测人体健康数据，辅助中医养生。通过数据分析，可以了解个体的身体状况和需求，从而制定个性化的养生方案。线上平台则提供了丰富的中医养生知识和服务，方便人们随时随地学习和实践中医养生方法。

中医养生在现代社会的各个领域都有着广泛的应用和显著的效果。这不仅体现了传统文化的传承和发展，更体现了人们对健康生活的追求和向往。通过中医养生的实践，人们可以更好地了解自己的身体和需求，从而制定个性化的养生方案，提高生活质量。